"十四五"时期国家重点出版物出版专项规划项目

血液病诊治科普丛书

医话造血干细胞移植与细胞免疫疗法

YIHUA ZAOXUE GANXIBAO YIZHI YU XIBAO MIANYI LIAOFA

丛书总主编 张 曦 黄晓军 吴德沛 胡 豫

主 编 高 蕾 张晓辉 罗 依

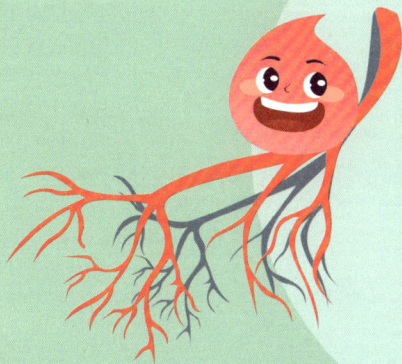

重庆大学出版社

图书在版编目（CIP）数据

医话造血干细胞移植与细胞免疫疗法 / 高蕾，张晓辉，罗依主编 . -- 重庆：重庆大学出版社，2024.12.（血液病诊治科普丛书）. -- ISBN 978-7-5689-4931-6

Ⅰ. R550.5；R392.12

中国国家版本馆 CIP 数据核字第 2024CF3018 号

医话造血干细胞移植与细胞免疫疗法

YIHUA ZAOXUE GANXIBAO YIZHI YU XIBAO MIANYI LIAOFA

主　编　高　蕾　张晓辉　罗　依
副主编　王三斌　邓建川　冯一梅　陈　婷
策划编辑：苟荟羽　胡　斌
责任编辑：陈　力　　版式设计：杨粮菊
责任校对：王　倩　　责任印制：张　策

*

重庆大学出版社出版发行
出版人：陈晓阳
社址：重庆市沙坪坝区大学城西路 21 号
邮编：401331
电话：（023）88617190　88617185（中小学）
传真：（023）88617186　88617166（中小学）
网址：http://www.cqup.com.cn
邮箱：fxk@cqup.com.cn（营销中心）
全国新华书店经销
重庆长虹印务有限公司印刷

*

开本：890mm×1240mm　1/32　印张：7.625　字数：166 千
2024 年 12 月第 1 版　2024 年 12 月第 1 次印刷
ISBN 978-7-5689-4931-6　定价：45.00 元

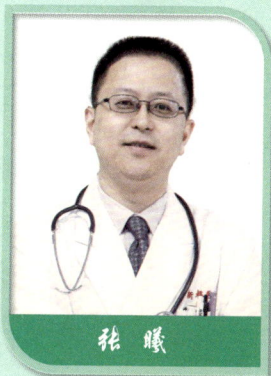

主任医师，教授，博士生导师。陆军军医大学第二附属医院血液病医学中心主任。军队学科拔尖人才，陆军科技英才，国家科学技术进步奖二等奖、中华医学科技奖一等奖获得者。擅长血液肿瘤的造血干细胞移植与细胞免疫治疗。主编/副主编《医话血液》《HLA不全相合造血干细胞移植》等5部专著。中华医学会血液学分会常务委员、造血干细胞应用学组副组长，中国抗癌协会血液肿瘤专业委员会副主任委员，中国医院协会血液学机构分会副主任委员，中国造血干细胞捐献者资料库第九届专家委员会副主任委员，中国医师协会血液科医师分会常务委员，中国血液病专科联盟副理事长，中国病理生理学会实验血液学专业委员会常务委员，*Blood & Genomics* 杂志主编。

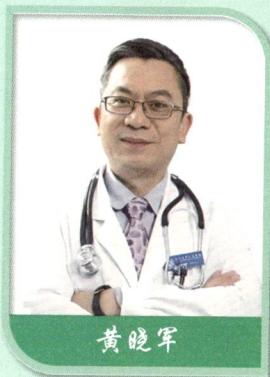

张 曦

主任医师，教授，博士生导师。北京大学血液病研究所所长，国家血液系统疾病临床医学研究中心主任。北京大学博雅讲席教授，中国工程院院士，中国医学科学院学术咨询委员会学部委员，法国国家医学科学院外籍院士。世界华人医师协会第四届理事会副会长，中华医学会血液学分会第九届委员会主任委员，中国医师协会血液科医师分会会长，中国中西医结合学会第九届血液学专业委员会主任委员。

黄晓军

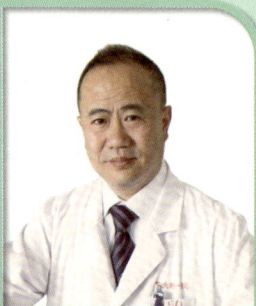

主任医师，教授，博士生导师。苏州大学附属第一医院血液科主任，国家血液系统疾病临床医学研究中心常务副主任。长期从事血液系统疾病的临床工作，致力于恶性血液肿瘤的精准诊疗。中国人民政治协商会议全国委员会委员，中华医学会血液学分会第十一届主任委员。

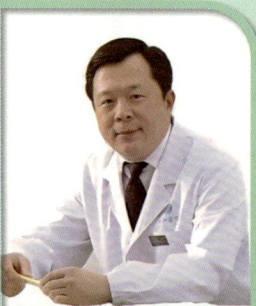

吴德沛

主任医师，教授，博士生导师。华中科技大学血液病学研究所所长，生物靶向治疗教育部重点实验室主任。国家重点学科带头人，卫生部有突出贡献中青年专家，国家杰出青年科学基金、国家科学技术进步奖二等奖、全国创新争先奖、全国教书育人楷模、何梁何利基金奖等获得者。中华医学会血液学分会第十二届主任委员、血栓与止血学组组长，中华医学会内科学分会常务委员，中国医师协会血液科医师分会副会长，国际血栓与止血学会教育委员会委员，亚太血栓与止血学会常务委员，*Journal of Thrombosis and Haemostasis* 副主编，*Thrombosis Research* 副主编，《临床急诊杂志》主编，《中华血液学杂志》副主编，《中国医院管理》副主编。

胡 豫

主编简介

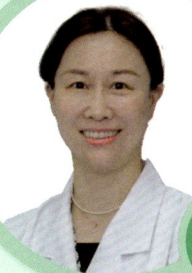

高蕾

主任医师，教授，博士生导师。陆军军医大学第二附属医院血液病医学中心副主任。重庆英才·创新领军人才、陆军科技英才。擅长造血干细胞移植与细胞免疫治疗。主编《医话血液》，副主编《HLA不全相合造血干细胞移植》等专著。重庆市医学会血液学分会主任委员，中华医学会血液学分会白血病淋巴瘤学组委员。

主任医师，教授，博士生导师。北京大学血液病研究所副所长，国家血液系统疾病临床医学研究中心副主任、办公室主任。研究方向为造血干细胞移植与出凝血相关疾病，中华医学会血液学分会委员会副主任委员、造血干细胞应用学组组长，中国免疫学会血液免疫分会委员会副主任委员，北京癌症防治学会血液工作委员会主任委员、理事长。

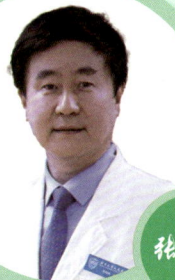

张晓辉

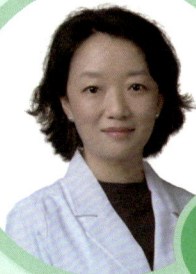

罗依

主任医师，教授，博士生导师。浙江大学医学院附属第一医院骨髓移植中心副主任。浙江省卫生高层次创新人才，长期从事造血干细胞移植临床及基础研究。中华医学会血液学分会造血干细胞应用学组副组长，浙江省医学会血液学分会常务委员，浙江省抗癌协会血液肿瘤专业委员会委员。

丛书序一

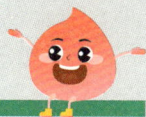

　　近年来，我国的血液病发生率和确诊人数正在逐步上升，2024 年全国癌症报告统计数据显示：截至 2022 年，中国血液病患者人数为 400 万~500 万。随着中国老龄化社会的到来，患者人数仍可能进一步增加，血液肿瘤（如淋巴瘤、白血病、多发性骨髓瘤等）已成为威胁人民生命安全与身体健康的重大疾病。

　　党的十八大以来，以习近平同志为核心的党中央把维护人民健康摆在更加突出的位置，将健康中国的建设上升为国家战略，确立了新时代卫生与健康工作方针，努力全方位、全周期地保障人民健康。习近平总书记指出，现代化最重要的指标还是人民健康，这是人民幸福生活的基础。

　　血液病种类繁多，病情复杂，包括但不限于白血病、淋巴瘤、骨髓瘤、再生障碍性贫血、地中海贫血、弥散性血管内凝血、血小板减少症、骨髓增生异常综合征等。民众普遍缺乏对血液病的认知，导致了两方面的问题：一方面，患者往往缺少血液病筛查的意识，从而错失了早期诊断治疗的最好时机；另一方面，在后期治疗中，患者又可能因依从性不够而影响治疗的规范化。因此，对于如何提升民众对血液病的科学认识，科普就显得格外重要。此外，中华人民共和国成立后，在历代中国血液人传承、创新的不懈努力下，我国血液病诊治水平得到大幅提升，例如急性早幼粒细胞白血病诱导分化治疗、"北京方案"单倍体造血干细胞移植等创新技术已赢得国际认可，并跻身世界一流临床方案的梯队，这些成绩和进展也应该通过科普传播让国人知晓。

习近平总书记强调，科技创新、科学普及是实现创新发展的两翼。

近年来，我国血液病医务工作者编写了多种科普书籍，从独特的科学视角和丰富的临床层面对常见血液病防治进行了讲解。然而截至目前，我国尚缺乏一套具有整体规划和系统阐述血液病诊防治的科普丛书。基于此，陆军军医大学第二附属医院（新桥医院）、北京大学人民医院、华中科技大学同济医学院附属协和医院和苏州大学附属第一医院在"十四五"时期国家重点出版物出版专项规划项目的支持下共同组编了这套"血液病诊治科普丛书"。

该套丛书共分为六册，从血液系统的基本构成解析了血液病的发生发展机制，分类阐述了各种血液病。采用基础讲解、一问一答、案例示范等多种形式，力图通过通俗易懂的语言和生动形象的插图，站在大众角度将临床诊治中遇到的常见问题娓娓道来，力求将专业的血液病医学知识转化为通俗易懂、能被普通人接受的常识，科学且实用地介绍了血液病诊、治、防相关的"三级预防"相关知识。希望这套丛书能给广大患者提供从血液病的认识、预防、早期筛查到规范诊疗、康复管理的全方位指导和服务。

陆军军医大学第二附属医院血液病医学中心张曦团队长期致力于血液病科普防治工作的宣传和普及，其团队主编的《医话血液》（2022年全国优秀科普作品）为该套丛书的编写打下了坚实基础。

个人的健康是立身之本，人民的健康是强国之基。相信该套丛书的出版将增强全民血液病防治意识，提高我国患者及其家属关于血液病的总体认识，降低血液病的发病率，促进患者执行规范化治疗，节约社会卫生资源，提升我国人民的整体健康水平，推动实现健康中国的战略目标。

期待丛书早日出版，期望血液病患者早日恢复健康！

黄晓军

中国工程院院士

中国医师协会血液科医师分会会长

北京大学血液病研究所所长

国家血液系统疾病临床医学研究中心主任

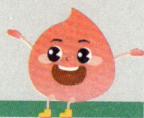

生命是如此美丽，也是如此脆弱。

有一种血液病如同暗夜幽灵，可以悄无声息地威胁人们的身体健康，它来势凶猛，短期即可威胁生命，它就是恶性血液病——那个让人闻之色变的"杀手"血癌。在我国，每分钟就有 2 人被确诊为恶性血液病，这不仅是一个数字，更意味着一个个可能消逝的鲜活生命，其背后也是一个个家庭的破碎。每当提及"血癌"这个字眼，空气中似乎都弥漫着压抑与不安，然而你可知道，面对这样的"敌人"，在现代医学高度发展的今天，我们并非束手无策，最大限度地避免和减轻血液病的危害，已成为每位医务工作者应尽的责任。

对于血液病，世界卫生组织早已为我们点亮了一盏明灯，提出了"三个三分之一"的宝贵观念：有三分之一的血液病是可以通过我们的努力预防的；有三分之一的血液病，如果能在早期被发现，那么治愈的希望就会大大增加；剩下的三分之一，即便无法完全治愈，也可以通过科学的治疗手段为患者减轻痛苦、延长生命。这三个三分之一，就像三道坚固的防线，守护着人们的健康。然而，对于血液病的发生情况和诊治现状大多数人并不了解，一旦有人得病，患者和家属均表现出失措和茫然，甚至做出错误的医疗选择。

习近平总书记强调，科技创新、科学普及是实现创新发展的两翼。加快推进健康中国建设，提倡科普先行是非常重要的环节。结合国内尚缺乏全面系统的血液病科普著作的现状，在"十四五"时期国家重点出版物出版专项规划项目的支持下，陆军军医大学第二附属医院血液病医学中心、北京大学人民医院、华中科技大学同济医学院附属协和医院血液病学研究所、苏州大学附属第一医院共同组编了本套血液病诊治科普丛书。丛书中的每一册针对具体疾病种类，如同一把钥匙，帮助大家打开了了解血液病的大门。从"血液病是什么"这个最基本的问题开始，到"如何预防血液病""如何早期诊断"这些实用的科普知识；从基本的血液组成，到具体的"血液病的治疗、移植、护理、康复"等专业领域的深入浅出的解读，我们力求用通俗易懂的语言，将科学实用的知识传递给每一位读者。

我们深知，面对血液病这样的重大挑战，仅仅依靠专业的医学知识是不够的。因此，我们在书中穿插了丰富的插图和生动的案例，让读者在轻松的阅读中掌握有关血液病诊、治、防的基本科学知识。我们希望本套丛书能够成为广大读者的贴心朋友，帮助他们了解血液病防治的正确方法以及治疗后康复的正确措施，避免对血液病产生消极、盲目甚至是错误的看法和行为。

值得一提的是，本套丛书的作者团队均由国内血液病学领域权威知名专家组成。我们长期奋战在血液病治疗的临床一线，对患者所想所需有着深刻的了解和洞察。我们用贴心的笔触、真实的案例，将自己的经验和智慧凝聚在本套丛书中，希望能够帮助更多的人提高对血液病防治的认识。

让我们一起携手，通过科学预防、早期诊断、规范治疗、积极康复，以及保持良好心态来应对血液病，共同维护血液生态和生命健康。

主任医师，教授，博士生导师

教育部"长江学者"特聘教授

陆军军医大学第二附属医院血液病医学中心主任

全军血液病中心／临床重点专科主任

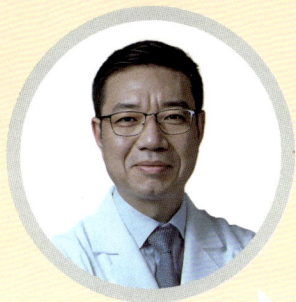

在医学的广阔领域中，造血干细胞移植和细胞免疫治疗无疑是两项具有神奇魅力的技术。它们为无数患者带来了生命的希望，创造了无数医疗奇迹。然而，由于其专业性和复杂性，这一领域对于普通公众来说往往显得神秘而遥不可及。如何让更多人了解和认识这项技术，打破这种隔阂，成为一项重要任务。

为此，编写一本深入浅出、通俗易懂地介绍造血干细胞移植和细胞治疗的科普读物显得尤为必要。这样一本书不仅能够帮助人们更好地认识和理解造血干细胞移植与细胞免疫治疗技术，还能激发他们对医学的兴趣和好奇心。在这样的背景下，《医话造血干细胞移植与细胞免疫疗法》应运而生，它正是一本符合这一需求的优秀科普著作。

《医话造血干细胞移植与细胞免疫疗法》：一本通俗易懂的科普佳作

这本书的作者具备深厚的医学背景和专业知识，同时拥有卓越的文字表达能力。正是这些优势，使得作者能够将造血干细胞移植和细胞免疫治疗的复杂原理和技术流程，以简洁明了的方式呈现出来，让读者轻松理解。这本书的优点不仅在于其通俗易懂的语言表达，更在于其全面而详尽的内容覆盖。

从造血干细胞移植和细胞免疫治疗的技术原理、治疗过程，到并发症处理和伦理问题，书中均有介绍，为读者提供了一个全方位、多角度了解造血干细胞移植和细胞免疫治疗的视角。这可使读者在阅读过程中全面了解和认识这项医学技术。

真实案例与故事：让读者深切感受血液移植的魅力与价值

更为难得的是，这本书还结合了真实的案例和生动的故事进行介绍。这些案例和故事可使读者能够更加深入地理解和感受造血干细胞移植和细胞免疫治疗的魅力与价值。它们不仅可帮助读者更好地理解理论知识，还能激发他们对医学的兴趣和好奇心。通过这些真实的案例与故事，读者能够看到造血干细胞移植和细胞免疫治疗给患者带来的希望和重生，进一步认识到这项技术的重要性和意义。

广泛适用：一书在手，全面了解造血干细胞移植与细胞免疫治疗

无论是对造血干细胞移植和细胞免疫治疗感兴趣的普通读者，还是正在寻求医学知识的患者和家属，这本书都将为你提供宝贵的信息和启示。它不仅能帮助你解答对造血干细胞移植和细胞免疫治疗的疑惑，还能让你从中获得正确的医学知识和信心。一书在

手，可以全面了解造血干细胞移植及细胞免疫治疗，为你的健康
之路点亮明灯。

　　《医话造血干细胞移植与细胞免疫疗法》是一本极具价值的
科普书籍，它用通俗易懂的语言、全面详尽的内容、生动真实的案
例和故事，为广大读者揭开了造血干细胞移植和细胞免疫治疗的神
秘面纱。让我们在阅读这本书的过程中，感受医学的力量和希望，
为生命之光点赞。

　　　　　　　主任医师，博士生导师，973 首席科学家
　　　　　　　浙江大学血液学研究所所长
　　　　浙江大学医学院附属第一医院血液骨髓移植中心主任

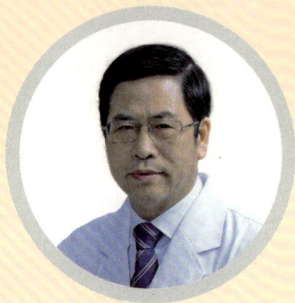

　　医学的不断进步和突破，离不开科学家们的探索与发现。然而，这些高深的医学知识往往难以被广大民众所理解和接受。这时，科普工作的意义就显得尤为重要。它像一座桥梁，连接了医学专家和普通民众，让复杂深奥的医学知识变得触手可及，让更多人从中受益。

　　在造血干细胞移植与细胞免疫疗法这一专业领域，知识之复杂、原理之深奥，常常让人望而生畏。但正是有了科普读物，才使更多人有机会接触并了解其中的奥秘和价值。这本书的作者们，用深入浅出的语言，将造血干细胞移植与细胞免疫疗法的专业知识娓娓道来，使得无论是"医学小白"，还是对其有一定了解的人，都能从中获得新的认识和启示。

　　作者们运用平实易懂的语言，详细解读了复杂的医学原理、治疗过程及伦理问题，让读者能轻松理解并接受。这种科普方式，让原本陌生且令人恐惧的概念变得亲切和可信。通过阅读这本书，许多患者和家属消除了心中的疑虑，找到了生的希望与勇气，为生命之路注入了力量。而对于普通读者来说，这本书就像一把钥匙，打开了认识医学奇迹和进步的大门。

撰写科普读物并非易事，需要在保证科学准确性的前提下，兼顾通俗易懂和读者的实际需求。这本书在这方面做到了平衡，它既是一本科普读物，也是一本医学教材，为读者提供了全面而翔实的血液移植知识。

这本书不仅适合患者、家属、医护人员阅读，更是对造血干细胞移植与细胞免疫疗法感兴趣的广大读者的良师益友。无论你是谁，都能从本书中获得所需的知识与答案。愿你在阅读过程中，更加深入地了解造血干细胞移植与细胞免疫疗法的奥秘，为自己和他人带来更多的希望与力量。

让我们共同推荐这本书，让更多的人从中受益，为医学知识普及尽一份力。在我国，科普工作任重道远，需要我们每个人的参与和支持。让我们携手共进，为普及医学知识，为人民的健康贡献一份力量。

博士，二级教授，博士生导师
徐州医科大学血液病研究所所长
江苏省骨髓干细胞研究所所长
徐州医科大学造血干细胞移植中心主任

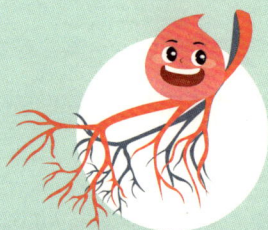

前　言

- -

　　造血干细胞移植技术是最伟大的医学奇迹之一。这是一项将造血干细胞输注给患者，重建正常的造血和免疫，从而达到治疗疾病目的的技术。这一技术可以让我们感受到耕耘、播种、开花、结果的过程，感受到生命的顽强。然而，当我们真正面对"造血干细胞移植"时，当我们身边的家人、亲戚、朋友因罹患疾病需要做造血干细胞移植时，我们可能会因为对这种治疗技术的陌生而不知所措。什么是造血干细胞移植？怎样移植？移植有风险吗？当我们立下"雄心壮志"，决定要成为一名造血干细胞移植健康供者时，心中的疑虑有可能让我们打退堂鼓。成为干细胞供者后自己的干细胞会不会有损失？会不会损害供者身体？会不会导致不孕不育？

　　"120万治愈肿瘤"的CAR-T细胞疗法和"魏则西事件"的CIK细胞治疗，将细胞生物治疗推到了舆论的风口浪尖。让人目眩、种类繁多的细胞生物治疗到底能不能治疗肿瘤？患者会像艾米莉那样起死回生，还是如魏则西一般无药可救。我们需要客观的评论和接地气的讲解。

　　你的所有困惑本书都将给你做出科学而生动的解答。在这里，移植专家将用浅显易懂、妙趣横生的语言和图画向我们描绘造血干细胞移植和细胞生物治疗的来龙去脉。"'移'花接木"从公众的视角介绍什么是造血干细胞移植，"'移'路相伴"科普你最关心的造血干细胞移植过程，"'移'风易俗"让你坦然面对造血干细胞移植常见并发症，"'移'心一意"帮你安排造血干细胞移植整体流程，"'细'致入微"深入浅出地介绍各种细胞治疗技术，让你真实地了解这些细胞的治疗作用。编写此书是期望让它成为你的治疗小帮手，帮助你迅速了解移植、了解细胞生物治疗，从实战角度为你答疑解惑。当然，我们最后还会通过一个个真实的故事，从患者的角度，展现病房里医护人员和患者共同对抗疾病最真实的一幕，让大家体会每一位患者的治愈都来之不易。

我们希望本书可以成为你探索造血干细胞移植和细胞免疫治疗领域的引路灯。无论你是患者、家属，还是对造血干细胞移植与细胞免疫疗法感兴趣的普通读者，都能从本书中找到你所需要的知识和答案。我们希望通过本书，帮助你解答心中的疑惑，找到希望与勇气，为自己的生命之路注入力量。

最后，感谢你选择这本书。我们希望你能在阅读本书的过程中，深入了解造血干细胞移植与细胞免疫疗法，树立正确的治疗观。记住，了解与信任是战胜疾病的第一步。愿你在追求健康的道路上越走越坚定，不断前行、成长，迎接更美好的未来。

主任医师，教授，博士生导师
陆军军医大学第二附属医院血液病医学中心副主任

目 录

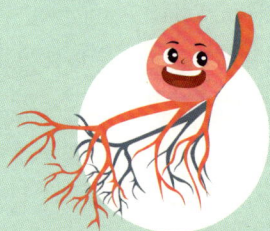

第一章

"移"花接木

1.1 造血干细胞移植是何方神圣?

半个多世纪以来,造血干细胞移植技术已经成为一些高危血液肿瘤和重度骨髓衰竭性疾病的重要根治方法。那么,造血干细胞移植技术到底是何方神圣?下面将介绍造血干细胞移植的一些基础知识。

造血干细胞移植分为自体造血干细胞移植及异基因造血干细胞移植。重点提及的是在进行这些治疗前,都需要制备"种子",也就是采集造血干细胞。造血干细胞是通过注射动员剂动员后(自体造血干细胞移植是动员患者自身的干细胞,异基因造血干细胞移植是动员健康供者的干细胞),通过血液细胞分离技术采集释放到外周血中的较大量干细胞和祖细胞成分。根据移植方式的不同,采集后的干细胞处理方式也会有所不同:自体造血干细胞移植患者的造血干细胞采集后一般需要在-80 ℃冰箱冻存,异基因造血干细胞移植供者采集后的造血干细胞必须在24 h内输入患者体内。下面将仔细给大家介绍不同类型的造血干细胞移植。

1.1.1　什么是自体造血干细胞移植？

　　虽然在20世纪70年代之前已经开展了一部分自体造血干细胞移植手术，但直到80年代中后期，自体造血干细胞移植才得到广泛应用，该技术得以广泛应用的一个重要基石就是发现在通过化疗或生长因子［粒细胞集落刺激因子（G-CSF）等］动员后，可将造血干细胞从患者外周血中采集出来。

　　具有自体造血干细胞移植适应证的患者在诱导化疗后，当临床医生判断满足自体造血干细胞移植标准后，就可以开始正式移植。首先是动员采集足够量的自体造血干细胞，将采集好的干细胞冻存在-80 ℃冰箱（或液氮）中。然后，移植患者在百级层流病房接受超大剂量化疗和（或）放疗预处理后，将肿瘤负荷降至最低，再输注此前冻存的自体造血干细胞。

　　自体造血干细胞移植流程如图1.1所示。

　　可将移植经过理解为自体造血干细胞先是暂时性"避难"（采集及体外冻存），再进行超大剂量化疗和（或）放疗后（铲除肿瘤"老巢"），再回输至体内进行"自我解救"。自体造血干细胞移植目前主要用于治疗非霍奇金淋巴瘤、多发性骨髓瘤及其他浆细胞疾病、难治复发的霍奇金淋巴瘤、低危的急性髓性细胞白血病以及自身免疫性疾病等。自体造血干细胞移植不会发生移植物抗宿主病，造血和免疫重建较快，因此移植相关死亡率低，移植后生活质量也基本不受影响。

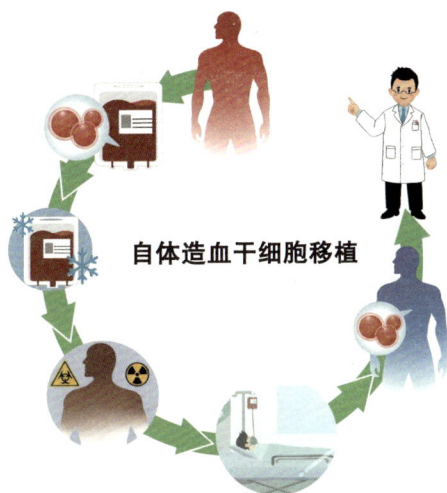

图 1.1 自体造血干细胞移植流程

1.1.2 什么是异基因造血干细胞移植？

1968年11月，Gatti教授等第一次成功地给一名严重免疫缺陷症患儿进行了异基因造血干细胞移植。1969年初，西雅图移植中心的Thomas教授等成功为一名慢性粒细胞白血病急变期患者实施了亲缘间异基因骨髓造血干细胞移植（Thomas教授也因为在异基因造血干细胞移植领域的开拓性工作而荣获1990年的诺贝尔生理学或医学奖）。此后，超过150万名恶性和非恶性疾病患者接受了异基因造血干细胞移植。目前全世界每年大约完成35 000例的异基因造血干细胞移植手术，并呈现逐年上升的趋势。异基因造血干细胞移植是指对有移植适应证的患者进行超大剂量化疗和（或）全身放射治疗预处理,同时接受免疫抑制剂预防移植物抗宿主病的治疗,其目的主要为清除肿瘤细胞、提供足够供者干细胞植入的造血空间,以及抑制或"摧毁"免疫系统以防止供者干细胞被排斥。然后输注不同来源健康供者提供的造血干细胞,继而在患者体内重新建立造血和免疫系统,使患者有机会获得长期生存。

异基因造血干细胞移植流程如图1.2所示。

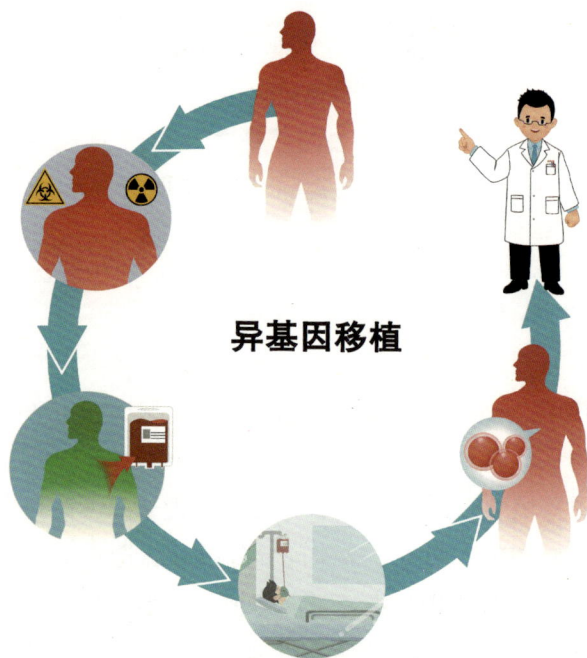

图 1.2 异基因造血干细胞移植流程

异基因造血干细胞移植根据干细胞来源主要分为骨髓造血干细胞移植、骨髓+外周血造血干细胞移植、外周血造血干细胞移植和脐血造血干细胞移植。根据供者类型、人类白细胞表面抗原（human leukocyte antigen, HLA），异基因造血干细胞移植又分为亲缘间HLA半相合造血干细胞移植、同胞HLA全相合造血干细胞移植、非血缘HLA全相合/不全相合造血干细胞移植和脐血造血干细胞移植。异基因造血干细胞移植目前主要用于治疗急性髓系白血病、急性淋巴细胞白血病、骨髓增生异常综合征、重型再生障碍性贫血以及遗传性造血异常（如地中海性贫血）等。

根据干细胞来源进行造血干细胞移植分类如图1.3所示。

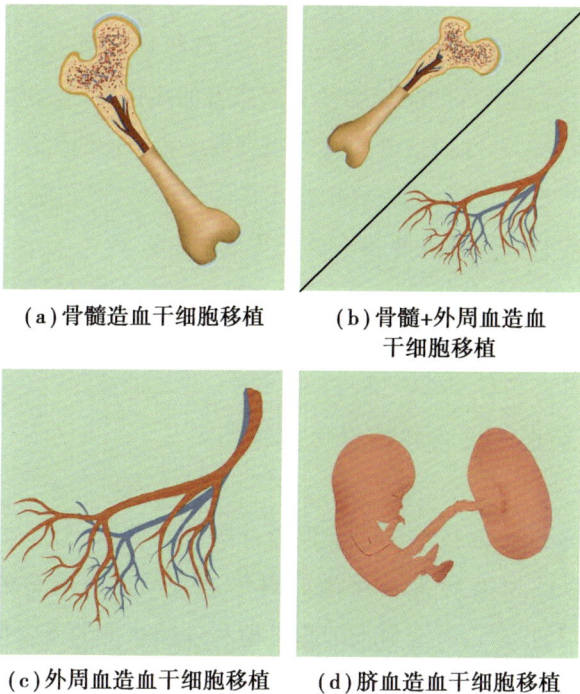

(a)骨髓造血干细胞移植　(b)骨髓+外周血造血
　　　　　　　　　　　　干细胞移植

(c)外周血造血干细胞移植　(d)脐血造血干细胞移植

图 1.3　根据干细胞来源进行造血干细胞移植分类

异基因造血干细胞移植的相关并发症主要为植入失败、急性移植物抗宿主病、慢性移植物抗宿主病、感染性疾病（细菌、真菌、病毒感染等）、出血性膀胱炎、肝静脉窦阻塞综合征、移植相关血栓性微血管病及移植后恶性血液疾病复发等。随着亲缘间HLA单倍型相合移植术广泛而成功的开展，造血干细胞移植供者来源匮乏的问题基本得到解决，几乎每一位有移植需求的患者都能及时找到合适的供者；随着减低剂量预处理移植方式的临床应用，异基因造血干细胞移植也逐步应用于年老及体弱患者，并取得了较好的临床疗效。

随着人们对造血干细胞移植技术的不断深入探索，异基因造血干细胞移植技术会更加完善，移植物抗宿主病和移植后复发及感染等的防控会使更多患者的疾病得以治愈，从而进一步提高恶性血液肿瘤及骨髓衰竭患者的长期生存率。

总之，造血干细胞移植技术作为一种治疗方式，必将持续进步与发展，惠及更多有移植需求的患者。

（新疆医科大学第一附属医院　袁海龙）

1.2　造血干细胞移植是骨髓移植吗？

Thomas教授报道了全世界首例骨髓移植，让我们从之前的恶性血液病无药可治的时代进入可临床治愈的新时代。但是很多人对造血干细胞移植和骨髓移植的概念依旧分不清。

1.2.1 什么是造血干细胞和造血干细胞移植？

　　要知道什么是造血干细胞，那么首先需要了解什么是骨髓。骨髓是人体的造血中心，存在于人体的骨髓腔内，可以产生丰富的造血干细胞。造血干细胞是人体血细胞和免疫细胞的起源。造血干细胞可以分化成不同系列的血细胞，其分化产生的白细胞是人体的卫士，担当抗感染的责任；红细胞是运输氧气的工具，具有携带氧气的能力；血小板是止血的排头兵，参与机体止血和血栓形成（图1.4）。

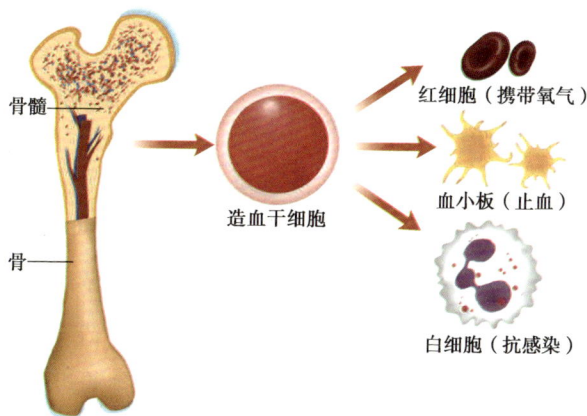

骨髓

骨

红细胞（携带氧气）

造血干细胞

血小板（止血）

白细胞（抗感染）

图 1.4　骨髓细胞血细胞分化

　　假如骨髓功能严重受损，就无法产生正常的造血细胞，继而发生多种血液病，比如红细胞受损可导致贫血，而贫血的患者会出现头晕、乏力、活动后心悸等症状。巨核细胞受损可导致血小板减少等相关疾病，此类患者会出现皮肤瘀斑瘀点、牙龈及鼻腔出血，甚至内脏出血等症状。如果人体的骨髓出现了严重的问题,常规药物治疗无法解决根本问题时,需要通过造血干细胞移植的方式将已有问题的造血系统替换成正常的造血系统,这就是造血干细胞移植。造血干细胞移植的过程是将健康供者的正常造血干细胞通过静脉回输的形式移植到患者体内,使患者体内再次长出健康的造血细胞,即造血重建。造血干细胞移植是治愈恶性血液疾病和造血衰竭性疾病的重要治疗方式。

根据干细胞来源,造血干细胞移植可以分为外周血造血干细胞移植、骨髓造血干细胞移植和脐血造血干细胞移植。平时所讲的骨髓移植实质上是骨髓造血干细胞移植,属于造血干细胞移植的一种类型,是指采集供者骨髓干细胞进行移植的一种移植方式。

1.2.2 造血干细胞移植与骨髓移植的区别?

骨髓移植是造血干细胞移植发展过程中最早的一种类型。医学研究者首先在人体骨髓中发现大量的造血干细胞,所以1956年Thomas教授首次成功抽取供者骨髓进行造血干细胞移植。这一治疗模式从此在全世界范围内广泛开展。随着医学的发展,研究者们发现可以通过应用动员剂,将人体骨髓中的造血干细胞释放到外周血中,然后通过采集及分离外周血获得造血干细胞。因此,1980年成功开展了第1例外周血干细胞移植。随后,又在新生儿脐血中发现了丰富的造血干细胞。1988年第1例亲缘间脐血造血干细胞移植也取得了成功。随着以上3种移植模式在国际上的广泛应用,移植技术已不再局限于骨髓干细胞移植，我们将3种移植模式统一并称为造血干细胞移植。

以上3种造血干细胞移植分别具有不同的优势。

①外周血造血干细胞和骨髓造血干细胞既可来源于患者自身也可来源于异体，相较于骨髓造血干细胞，外周血造血干细胞获取更容易且更安全，并可以明显减少健康供者的痛苦。骨髓造血干细胞捐献者需要在手术室麻醉下进行采集，捐献者需承受一定的痛苦。随着移植技术的发展，单纯的骨髓造血干细胞移植已很少见。

②外周血造血干细胞移植造血及免疫重建快。

③两者虽都具有移植物抗肿瘤效应，但外周血造血干细胞与骨髓造血干细胞相比，移植物抗肿瘤效应可能会更强，移植后复发率可能会较低，所以外周血造血干细胞移植是目前较常用的移植方式。

④脐血造血干细胞移植相较于以上两种移植方式，可耐受的HLA差异较大，所以能更容易和更快速地获取到合适的脐血，但是脐血中的造血干细胞数量相较于外周血造血干细胞和骨髓造血干细胞更少，造血及免疫重建较慢，植入失败率较高，移植物抗肿瘤效应较弱，恶性血液病在脐血造血干细胞移植后复发率高，但移植物抗宿主病发生率低且程度较轻。

基于3种移植方式各自的优势（表1.1），我们可以将它们联合进行混合移植，以此来提高移植成功率，减少移植后并发症。较常见的混合移植方式是外周血造血干细胞联合骨髓造血干细胞，外周血造血干细胞联合脐血造血干细胞的互补移植方式也在不同的移植中心临床应用中。

表1.1　3种造血干细胞移植技术的比较

指标	外周血造血干细胞	骨髓造血干细胞	脐血造血干细胞
HLA 配型要求	高	高	较低
造血干细胞含量	较多	较多	相对较少
造血及免疫重建	快	快	较慢
植入成功率	高	高	一般
移植物抗肿瘤效应	强	较强	较弱
移植物抗宿主病	慢性移植物抗宿主病发生率较高	有一定的移植物抗宿主病发生率	移植物抗宿主病发生率低、程度轻
干细胞获取途径及安全性	容易，安全	较不易，捐献者需承担麻醉风险	容易
移植后并发症	较常见	较常见	感染、出血事件常见

随着造血干细胞移植技术的不断优化和成熟，移植成功率越来越高，造血干细胞移植已成为治疗恶性血液病和骨髓衰竭性疾病最有效的手段之一。我们已经可以通过造血干细胞移植来改善患者预后，延长患者生存期，并治愈更多的患者。

（陆军军医大学第二附属医院　陈婷）

1.3 如何选择不同类型造血干细胞移植进行临床治疗？

造血干细胞移植种类繁多，在做出选择之前，我们首先要了解造血干细胞移植的种类。

1.3.1 造血干细胞移植的种类有哪些？

前已述及，根据造血干细胞移植来源，其可分为自体造血干细胞移植和异基因造血干细胞移植。其中异基因造血干细胞移植又可按以下几种方法分类：

①根据供者和患者之间有无血缘关系，分为血缘关系供者造血干细胞移植和非血缘关系供者造血干细胞移植。

②按照供者和患者之间HLA配型相合程度，分为全相合造血干细胞移植和半相合造血干细胞移植。

③特殊类型的异基因造血干细胞移植，即供受者是同卵双生的双胞胎，这种移植被称为同基因造血干细胞移植。

④根据造血干细胞的采集方式，又可将异基因造血干细胞移植分为外周血造血干细胞移植、骨髓造血干细胞移植和脐血造血干细胞移植。

1.3.2 如何选择适合自己的造血干细胞移植方式？

面对种类繁多的造血干细胞移植方式，我们应如何选择适合自己的移植方式呢？首先来看自体造血干细胞移植和异基因造血干细胞移植的选择：自体造血干细胞移植采用的干细胞来源于患者本身，移植后不会发生移植排斥和移植物抗宿主病，移植并发症相对较少，且无供者来源的限制，移植相关死亡率较低，移植后大部分患者有良好的生活质量。但自体造血干细胞移植患者采集的移植物中有可能混有残留的肿瘤细胞，并缺乏移植物抗肿瘤效应，因此移植后肿瘤复发率较高，故自体造血干细胞移植一般仅适合于无骨髓侵犯的淋巴瘤、无白血病残留的低危急性髓系白血病患者、某些自身免疫性疾病及无癌细胞污染的骨髓瘤患者等。而异基因造血干细胞移植的造血干细胞来源于健康人群，无肿瘤细胞污染，且有移植物抗肿瘤效应存在，故移植后肿瘤复发率较低、治愈率较高，甚至是某些血液病的唯一治愈方法。但供者来源可能受限，移植相关风险较大，如移植排斥和严重移植物抗宿主病等。临床上，医生会根据患者病种以及疾病的危险度分层等进行选择。

如果患者确定需要异基因移植，通常情况下供者选择先后顺序依次为：亲缘间全相合、非血缘关系全相合、亲缘间半相合。某些特殊情况下会首选亲缘间半相合移植，例如患者疾病危险程度高，必须尽快行异基因造血干细胞移植而搜寻无血缘关系供者时间较长，考虑到治疗时间以及半相合移植的移植物抗肿瘤效应较强，这时优先选择亲缘间半相合移植。

最后是3种采集方式不同的干细胞的选择。通常情况下亲缘间全相合移植、无血缘关系移植以及自体移植选择的是外周血造血干细胞，亲缘间半相合移植选择外周血及骨髓造血干细胞联合，脐血造血干细胞移植由于干细胞含量较少，移植物抗肿瘤效应较弱，故通常适用于低体重、非恶性血液病儿童，例如地中海贫血患儿。还有一种特殊情况就是重型再生障碍性贫血，由于造血干细胞相对不易植入、非恶性血液病不需移植物抗肿瘤效应，这类疾病即使是亲缘间全相合，我们也会选择外周血联合骨髓造血干细胞移植，特别是在患者年龄偏大的情况下（图1.5）。

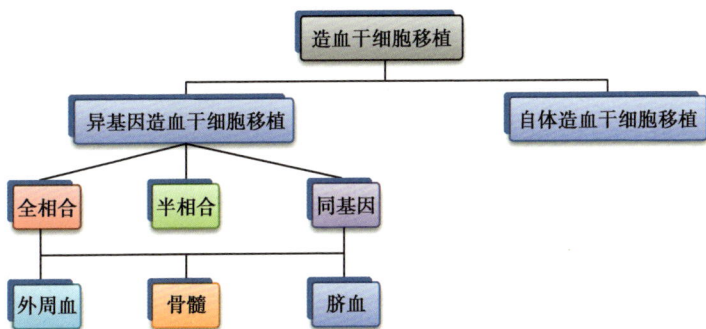

图 1.5 造血干细胞移植分类

（陆军军医大学第二附属医院 朱丽丹，谢雨彤）

1.4 了解自体造血干细胞移植——自己也能给自己当供者?

说到造血干细胞移植，大家首先想到的是要找到配型成功的供者，这就是为大众熟知的异基因造血干细胞移植（也被称为异体移植）。还有一种移植方式是自体造血干细胞移植，这时，有人会问："我自己就是一个病人，血液或骨髓不正常,怎么可以用自己的干细胞进行移植呢?"理论上,这个问题是正确的,但是并不完全正确。因为自体造血干细胞移植是针对部分患者的一个有效治疗方法。下面,我们就来了解一下自体造血干细胞移植的奥秘。

1.4.1 自体造血干细胞移植适用于哪些疾病?

自体造血干细胞移植,顾名思义,就是用患者自己的干细胞进行移植,这似乎意味着血液或者骨髓有问题的患者并不适用这种方法。自体造血干细胞移植,临床上适用于骨髓无侵犯的淋巴瘤化疗后患者、低危急性髓系白血病完全缓解后患者及某些自身免疫性疾病患者等,这部分患者有一个共同点就是移植前血液和骨髓是正常的,特别是恶性血液病患者,其移植前血液、骨髓以及采集的自体造血干细胞均要求没有肿瘤细胞侵犯或残留。

还有一种特殊疾病患者同样适用于自体造血干细胞移植,那就是多发性骨髓瘤患者。多发性骨髓瘤是一种因浆细胞在骨髓内异常增殖引起的恶性疾病,多见于老年人。迄今为止,多发性骨髓瘤仍是一种不可治愈的恶性肿瘤,但是通过自体造血干细胞移植可以延长骨髓瘤患者的生存期,进一步改善患者生活质量。自体造血干细胞移植的优点在于采用的干细胞来源于患者自己,移植后不会发生移植排斥和移植物抗宿主病;移植预处理化疗强度低于异体移植,移植并发症相对较少,例如感染、出血、脏器损伤等并发症,相对异体造血干细胞移植发生率及严重程度均较低,且无供者来源的限制；移植相关死亡率也较低，移植后大部分患者有良好的生活质量；移植费用较异体造血干细胞移植低，患者经济负担较小。其缺点是自体移植物中可能混有残留的肿瘤细胞以及缺乏移植物抗肿瘤效应，移植后复发率较高。

1.4.2　自体造血干细胞移植怎么做？

自体造血干细胞移植主要分为5个步骤，首先是自体造血干细胞的动员及采集，通过重组人粒细胞集落刺激因子（短效升白针或者长效升白针）进行造血干细胞动员，动员后第4天或者第5天进行自体造血干细胞采集。然后将采集后的干细胞冻存备用；接下来就是自体造血干细胞移植前的预处理化疗（大剂量化疗）；预处理化疗结束休息一天后，回输冻存的自体造血干细胞，回输干细胞的天数根据冻存干细胞的量决定，通常为1～3 d；移植后大概2周左右的时间，患者的白细胞、血小板以及血红蛋白通常会持续低下，并出现发热、头晕、乏力、口腔溃疡等症状，在临床上给予升白细胞、升血小板、输注红细胞及血小板、抗感染、促进黏膜修复等对症支持治疗后，大部分患者可以平稳度过这一个危险阶段。

1.4.3　自体造血干细胞移植后还需要进行什么处理？

自体造血干细胞移植后预防和监测疾病复发是治疗的关键。需要根据患者移植前的化疗疗程数、疾病缓解情况、有无靶向基因等因素，进行移植后疾病监测及维持治疗，一旦疾病出现进展，患者可选择进行异基因造血干细胞移植、新的靶向药物治疗或临床研究。

（陆军军医大学第二附属医院　刘嘉，高铭阳）

1.5　什么是造血干细胞移植配型？

异基因造血干细胞移植目前仍是根治多种血液病的重要手段，但所有接受异基因造血干细胞移植的患者都得首先面临"配型"的问题，即首先要找到合适的正常造血干细胞的供者。如果配型失败，将不能进行造血干细胞移植。造血干细胞移植配型是指HLA 配型，但经常有患者将血型和HLA配型混为一谈，如图1.6所示。

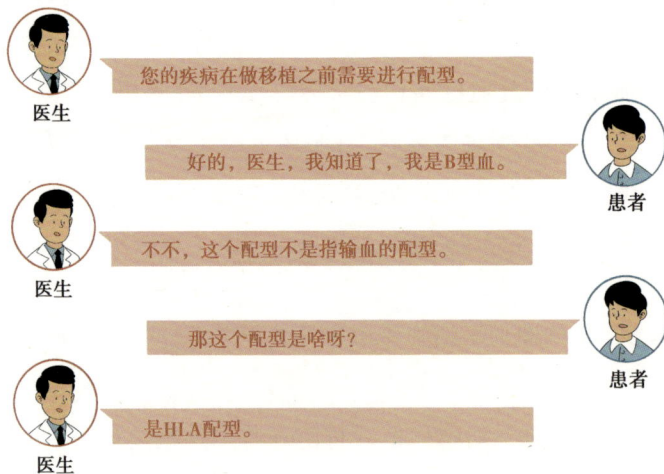

医生：您的疾病在做移植之前要进行配型。

患者：好的，医生，我知道了，我是B型血。

医生：不不，这个配型不是指输血的配型。

患者：那这个配型是啥呀？

医生：是HLA配型。

图 1.6　造血干细胞移植配型

1.5.1 什么是 HLA 基因配型?

我们每个人都有自己特定的HLA基因型,因此,也可以说HLA是人体的生物学"身份证"。与血型配型相比,造血干细胞移植的HLA配型要复杂得多。但总体原则是检测位点越精细、相匹配的数目越多,越容易管控移植物成功植入和预防移植物抗宿主病,移植的成功率越高。

HLA基因定位于第6染色体短臂上,根据HLA编码基因的特性,可将整个HLA基因分为3类:HLA-Ⅰ类基因(主要与排异反应的发生相关)、HLA-Ⅱ类基因(主要与免疫反应的发生相关)、HLA-Ⅲ类基因(某些补体、细胞因子以及热休克蛋白等)。Ⅰ类基因区主要包括HLA-A、B、C等多个基因位点;Ⅱ类基因区主要包括DR、DQ、DP等系列基因位点;Ⅲ类基因区包含C2、C4、BF等补体基因。

HLA基因定位染色体如图1.7所示。

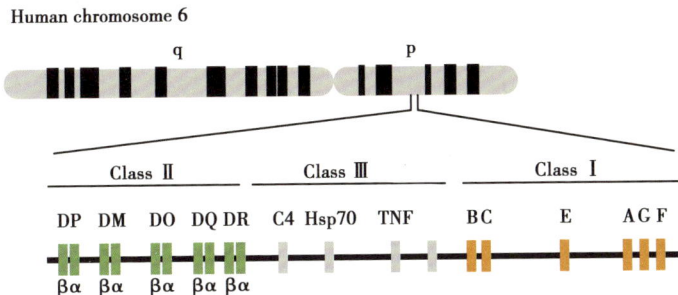

图 1.7 HLA 基因定位染色体

1.5.2 HLA 配型的原则是什么?

造血干细胞移植前的HLA配型原则是什么?既往是看6个位点相合。具体是哪6个位点?研究发现HLA-A、HLA-B、HLA-DR免疫原性最为显著,而编码这3个抗原的等位基因位于两条同源染色体上,一条来自父方,一条来自母方,共6(3×2)个位点。"全相合,4个位点相合,5个位点相合"的说法由此而来,我们称为低分辨率配型。随着对影响干细胞植入或者增加排斥反应等HLA位点的相关研究的深入,目前临床的配型位点已经从6个扩大到10个甚至12个,包括HLA-A、HLA-B、HLA-CW、HLA-DR、HLA-DP、HLA-DQ(称为高分辨率配型),因此全相合的概念已经更新到10/10相合,或者12/12相合。

亲缘供者中同胞兄弟姐妹可以达到HLA基因完全匹配(全相合)的概率最高,约为25%(1/4);其HLA基因一半数目匹配(称为半相合或单倍体相合)的概率为50%。所以,同胞兄弟姐妹有75%的概率可以作为造血干细胞移植的供体。

患者如果有同胞兄弟姐妹,可优先选择兄弟姐妹进行HLA检查配型。若无兄弟姐妹,也可选择父母或子女进行HLA配型,但亲缘供者中父母、子女的HLA基因匹配通常为单倍型相合(也称为半相合),可以作为造血干细胞移植供体。

1.5.3 半相合造血干细胞移植是怎么回事?

半相合造血干细胞移植是指供者和受者有一半染色体

HLA抗原相同，或者来自父亲，或者来自母亲，即供者与受者的HLA位点有5/10~9/10是相合的。一般来说，父母与子女之间HLA半相合的概率为100%，亲缘间半相合的概率为50%。由于我国独生子女家庭的普及，HLA相合的同胞供者逐年减少，使造血干细胞移植中供者选择受到极大限制；但随着移植技术的不断进步，与HLA相合的同胞供者移植相比，近年半相合移植患者的生存结果也并未见逊色，因此半相合移植使得"人人都可以找到供者"成为可能，解决了全相合供者缺乏的难题。目前数据表明，半相合供者移植的移植物抗肿瘤效应更强，故往往成为高危及难治复发白血病患者移植的首选。

HLA基因匹配半相合概率示意图如图1.8所示。

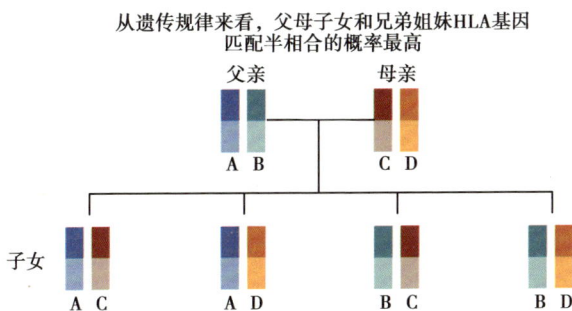

图 1.8 HLA 基因匹配半相合概率示意图

1.5.4 非亲缘供者造血干细胞移植又是怎么回事？

若无亲缘供者，患者还可以持自己的HLA检查结果在中华骨髓库中进行非亲缘供者查询，或同时进行脐带血供者查询。来自中华骨髓库的非亲缘供者，因无亲缘关系，对HLA基因匹配的位点数目要求更高，至少8个位点相合才能移植。这种配型成功的概率仅为5/10 000～10/10 000，且目前等待配型的时间较长。由于脐带血的免疫原性较低，对HLA配型的要求也相对较低，低分辨条件下6个HLA基因中只要有4个基因相合就能移植，但是脐带血造血干细胞含量较少，既往常用于儿童血液疾病的造血干细胞移植。而随着移植技术的不断进步，某些成人血液病患者也开始接受脐带血移植，但需要在有经验的移植中心完成。

总之，造血干细胞移植前的HLA配型工作很重要，且对于后期拟行干细胞移植的患者，要早作配型工作。理想的HLA配型以及合适的供者选择，能帮助患者降低复发率，降低移植物抗宿主反应，提高生活质量，提高生存概率。

（陆军军医大学第二附属医院　冯一梅，黄世勤）

1.6　移还是不移——如何把握移植适应证？

经过前期化疗，患者已经历了治疗后的各种不适，比如反复发热、出血、乏力等，因而临近造血干细胞移植时，很多患者和家属对造血干细胞移植心存恐惧，不知道到底该不该移植？能不能移植？这种犹豫不决的态度，可能使患者失去治疗疾病的最佳时机，导致不良后果。

1.6.1　急性淋巴细胞白血病可以不通过移植治好么？

急性淋巴细胞白血病是生物学行为和预后异质性很大的一组疾病，儿童急性淋巴细胞白血病患者通过规范化疗，治愈率可达85%以上，而成人仅为30%～40%，所以14～60岁的所有急性淋巴细胞白血病患者在化疗治疗后处于疾病缓解期时，都建议进行异基因造血干细胞移植。目前，造血干细胞移植是唯一被认为具有潜在治愈希望的疗法。

对于化疗效果欠佳、有复发经历、骨髓检查发现微小残留病持续阳性、发病时白细胞计数较高、初次诊断时细胞遗传学检查结果不理想的急性B淋巴细胞白血病患者，以及所有急性T淋巴细胞白血病患者（不论化疗效果如何），都需要积极寻找供者准备移植。

对于无法找到合适供者的急性淋巴细胞白血病患者，可以考虑在充分巩固强化治疗达到残留白血病持续阴性后进行自体造血干细胞移植，但自体移植后，应继续给予一定时间的维持治疗，防止疾病复发。

无移植条件的患者需按计划巩固强化及维持治疗，总治疗周期自获得完全缓解之日起至少持续2年。维持治疗既可以在完成巩固强化治疗之后单独连续进行，也可与强化巩固方案交替序贯进行。

1.6.2　可以选择 CAR-T 吗？

一直以来，科学家都希望利用人体免疫系统来对抗肿瘤,随着学者们对肿瘤、免疫系统相互作用认识的逐步加深,嵌合抗原受体T细胞(也称CAR-T)免疫疗法在近些年展现出了令人振奋的治疗效果。但是商业化的CAR-T疗法因价格高昂(100余万元),令大多数人望而生畏,国内目前大多数接受CAR-T疗法的患者都是通过参加各个血液病中心的临床试验项目,经过严格的筛选入组,才有机会获得CAR-T的治疗,这样患者仅需承担很少一部分费用。因此,CAR-T疗法的普及性仍有一定的限制,很多患者没有机会尝试该疗法。其次,CAR-T疗法虽然可以带来显著疗效,但疗效维持时间需要长期观察,所以目前还没能取代移植作为急性淋巴细胞白血病患者治疗的一线治愈手段,即便是接受了CAR-T疗法的患者,多数依然需要衔接下一步的造血干细胞移植,才有彻底治愈的希望。

1.6.3　哪些急性髓系白血病患者需要移植?

根据初诊急性髓系白血病MICM分型检查结果,如果按世界卫生组织分层标准,处于预后中、高危组的缓解期患者就需要进行造血干细胞移植。

1.6.4　慢性髓细胞性白血病患者需要移植么?

目前大部分慢性髓细胞性白血病患者已不需要移植,单凭靶向药物就可以长期生存,且生活质量良好,可以和健康人一样生活、学习及工作,不过也需要按医生要求定期复诊。如果出现以下情况之一必须进行移植：

①在伊马替尼治疗中或任何时候出现BCR-ABL基因T315I突变患者。

②对二代酪氨酸激酶抑制剂治疗反应欠佳、失败或不耐受的所有患者。

③慢性髓细胞性白血病进入加速期或急变期患者。

1.6.5 哪些骨髓增生异常综合征患者需要移植？

IPSS评分中危II及高危患者；IPSS评分低危或中危I伴有严重的中性粒细胞缺乏或血小板减少或输血依赖者；以及骨髓增生异常综合征转化急性髓系白血病患者均需要接受移植治疗。

1.6.6 再生障碍性贫血（AA）患者必须移植么？

重型/极重型再生障碍性贫血患者、输血依赖再生障碍性贫血患者建议接受造血干细胞移植。

1.6.7 淋巴瘤患者会进行异基因移植么？

难治/复发、高危的淋巴瘤患者（包括自体移植复发的患者，发生Richter转化的患者，具有高危细胞遗传学核型或分子学特征的患者）需要异基因移植。

根据目前可以移植的疾病种类来说，大部分的恶性血液病患者都需要进行移植治疗。其中，自体造血干细胞移植主要针对恶性淋巴瘤、多发性骨髓瘤和部分低危急性白血病患者。自体造血干细胞移植具有不受供者限制、移植后无排异、感染风险低、年龄限制小等优点，但自体造血干细胞移植治疗急性白血病后无移植物抗肿瘤效应，复发率较高，难以达到治愈的效果，移植后仍需维持治疗。异基因造血干细胞移植是目前有希望治愈白血病、重型再生障碍性贫血、重症免疫缺陷病等疾病的有效手段。

　　由于患者的异质性、疾病严重程度、治疗前疾病状态等不尽相同，导致适用的移植方式并不完全一致，那么不同人群需要何种移植方式，是需要专科医生综合评估后确定的。需要说明的是，上述移植的适应证随着新型药品和治疗手段的进步，也会有所变化，并不是一成不变的。随着移植技术的提高，其疗效已经日趋稳定，特别是自体造血干细胞移植的成活率已在98%以上。随着半相合移植技术的日趋成熟，目前移植供者的选择已不再是制约移植的主要障碍，半相合亲缘供者及非亲缘供者、脐带血，都可以作为移植干细胞的来源。只要经过临床医师的综合评估，确定患者具有移植的适应证，就可以开始移植准备。移植可使患者回归正常的生活、工作和学习。

（贵阳医科大学附属第一医院　赵鹏，丁思睿赞）

1.7 造血干细胞捐献流程

造血干细胞捐献是一种让生命获得重生的高尚行为,但对于普通老百姓来说,还比较陌生。本节就来详细介绍一下具体流程。

1.7.1 如何成为一名造血干细胞捐献志愿者?

造血干细胞捐献流程如图1.9所示。

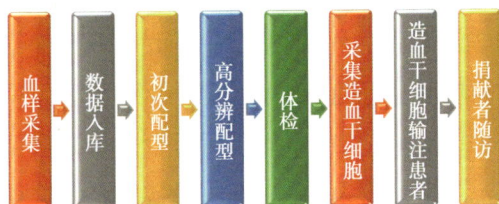

图 1.9 造血干细胞捐献流程图

①无血缘关系捐献者。

第一步:申请入库。到指定地点报名,填写《志愿捐献造血干细胞同意书》和《造血干细胞捐献登记表》,采集用于HLA配型的血样(8~10 mL)。

第二步:将信息录入造血干细胞捐献者资料库。首先将志愿者血样进行HLA分型,然后将志愿者信息和HLA分型数据等资料录入资料库,等待患者检索配型。至此,该志愿者就已经成为中华骨髓库中造血干细胞志愿捐献者,等待有缘人出现。

第三步：HLA初配相合再动员。当资料库检索到某位志愿者与患者的HLA配型相合，资料库管理人员会迅速与配型相合的志愿者联系，向其说明情况。若确认该志愿者的身心状况符合继续履行捐献承诺时，需对志愿者进行再动员工作，说明捐献和采集方法以及采集过程中可能遇到的问题和解决办法，希望其继续同意捐献造血干细胞。

第四步：再次留血样进行高分辨配型复核检测。资料库管理人员安排志愿者再次抽取血样（8~10 mL），然后将血样送到实验室进行供患双方HLA高分辨配型复核检测，以确认志愿捐献者和患者的高分辨配型是否符合移植条件要求。

第五步：捐献前体检。若供患双方高分辨配型相合，即安排志愿捐献者进行健康体检，同时由专科医生对体检结果进行评估，以确认志愿捐献者是否适合捐献造血干细胞。如体检合格，中华骨髓库管理中心将通知志愿捐献者、患者所在移植医院、采集医院共同制订采集和移植计划。

第六步：注射造血干细胞动员剂。采集和移植计划制订后，移植医院、资料库管理人员、采集医院分别依据计划同时进行捐献者采集和患者移植准备。捐献者需于采集前4~5 d到采集医院接受皮下注射细胞动员剂（粒细胞集落刺激因子），将造血干细胞从红骨髓中诱导到外周循环血液中，并接受采集医院的监护和检测。

第七步：采集外周血造血干细胞。一般在注射细胞动员剂的第五天即开始采集。采集造血干细胞的过程如同献血：从捐献者手臂肘静脉处采集全血，通过血液成分分离机将造血干细胞从血液中分离出来，而将其余血液回输捐献者体内。全过程3~5 h，采集的数量根据患者、供者的体重和移植所需造血干细胞的量而定。一般采集一次造血干细胞即可，采集外周血干细胞检测CD34$^+$细胞数为$(2~4)\times10^6$/kg，外周血单个核细胞数为$(4~6)\times10^8$/kg；若一次采集的造血干细胞数量不能满足患者需要时，将在次日再采集一次，每次采集100~200 mL造血干细胞悬液。

第八步：采集后观察。采集结束拔针后，志愿捐献者按医生要求继续观察和休息，休息1 h后无异常情况即可进行舒缓性活动。其他注意事项与捐献机采血小板的注意事项基本相同。

第九步：跟踪随访。

第十步：表彰、联谊及志愿服务。捐献造血干细胞列入全国无偿献血表彰体系，国家卫生健康委员会和中国红十字会总会会对造血干细胞捐献者进行表彰，并授予全国无偿捐献造血干细胞奉献奖。

②血缘关系捐献者。HLA配型成功的健康亲缘供者采集流程如下：

第一步：通过注射干细胞动员剂将骨髓中的造血干细胞大量释放到外周血液中。

第二步：使用血液成分分离机采集所需要的造血干细胞。血液成分分离机根据细胞大小和密度的不同，在离心力的作用下，细胞的沉降速率也不同，进而使各种血液成分得以分离。血液成分的分离采集工作是在血液连续、不间断循环的情况下进行的。

捐献者需要建立两条静脉通路，一条用于采血，另一条用于回输。捐献者的血液从采血端连续不断地进入血液成分分离机，血液经过离心分离采集所需要的干细胞，剩余血液通过回输端回输至捐献者体内。采集后的捐献者造血干细胞经过检测、计数后回输到患者体内。

半相合亲缘供者多数还需进行骨髓采集术，在捐献者全身或硬膜外麻醉下，通过骨髓穿刺从捐献者髂骨中抽取骨髓进行移植（图1.10）。

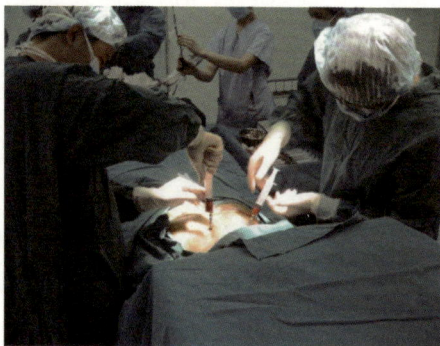

图 1.10　骨髓采集图

1.7.2　采集有哪些问题需要关注？

采集前注意事项：

①饮食准备：采集前应饮食清淡、卫生且易消化，采集前一晚和当日避免食用油腻食物，防止出现乳糜血液，影响造血干细胞采集；采集当日切勿空腹采集，避免采集中出现低血糖。

②血管准备：医护人员会提前一天评估供者穿刺部位的血管充盈情况，如外周血管条件不宜进行穿刺，会请医护人员进行股静脉置管。

③供者准备：采集当日穿袖口宽松的衣服，清洁穿刺部位表面皮肤。采集过程中一侧肢体不能随意活动，允许一名家属陪护，可携带食物、水杯、尿壶、便盆、尿不湿等，采前排空大小便。

④心理准备：给患者/供者讲解采集的原理、注意事项、采集所需时间及过程的安全性，以消除其紧张情绪，取得理解并积极配合。

采集中注意事项：

①协助供者平卧床上，选择肘部正中静脉作为出血端，手背静脉作为回血端。采集过程中随时观察穿刺部位是否有肿胀、疼痛、血液外渗等情况。

②如遇供者较为瘦弱或者静脉充盈较差，出血压力低等情况，应在穿刺侧上方给予加压，同时嘱其匀速握弹力球。

③采集全程心电监测，观察供者神志、面色、生命体征等变化，随时询问有何不适。采集可导致低钙，供者可在采集前口服补充葡萄糖酸钙。采集过程中若出现口唇、手足、面部麻木以及头晕、恶心等症状时，应及时告知采集医生，加强补钙治疗。

④长时间卧床感觉疲劳想翻身时，可告知护理人员，由其协助适当调整肢体位置，避免自行翻身导致穿刺针脱出血管外以及管道受压、扭曲等问题，影响采集质量。

采集后注意事项：

①拔针后，穿刺部位局部按压10 min，24 h不沾水，并注意观察有无出血。如有出血立即按压，并告知医护人员，及时处理。

②采集结束后，应多饮水多排尿，尽快将体内抗凝剂排出体外。

③避免剧烈运动、着凉感冒；多进食高蛋白、高维生素食物，如红枣、桂圆、花生、动物肝脏、瘦肉、蛋类等。

④补充钙剂3～6个月。

1.7.3　捐献对供者身体有影响吗？

捐献造血干细胞对供者的身体健康无不良影响。人类体内各类血细胞都是来自同一祖宗——多能造血干细胞。它不仅能不断分化出子子孙孙，而且能复制出与自身完全相同的造血干细胞，从而使人体的造血功能绵绵不绝。当老化的血细胞死亡后，又会长出新的细胞来代替它；当造血干细胞受损时，又可以生出健康的干细胞以补偿受损造血干细胞。

多能造血干细胞数量并不多，分布在整个骨髓中。一般来说，中华骨髓库造血干细胞的捐献者仅采集通过动员后的外周血造血干细胞，并不需要捐献骨髓。而亲属半相合供者有时需要捐献骨髓，不过只抽取很少一部分骨髓，只失去一部分多能造血干细胞，剩下的多能造血干细胞会迅速复制，造血功能在短期内即可以完全恢复正常（图1.11）。所以捐献造血干细胞不会影响人的造血功能。

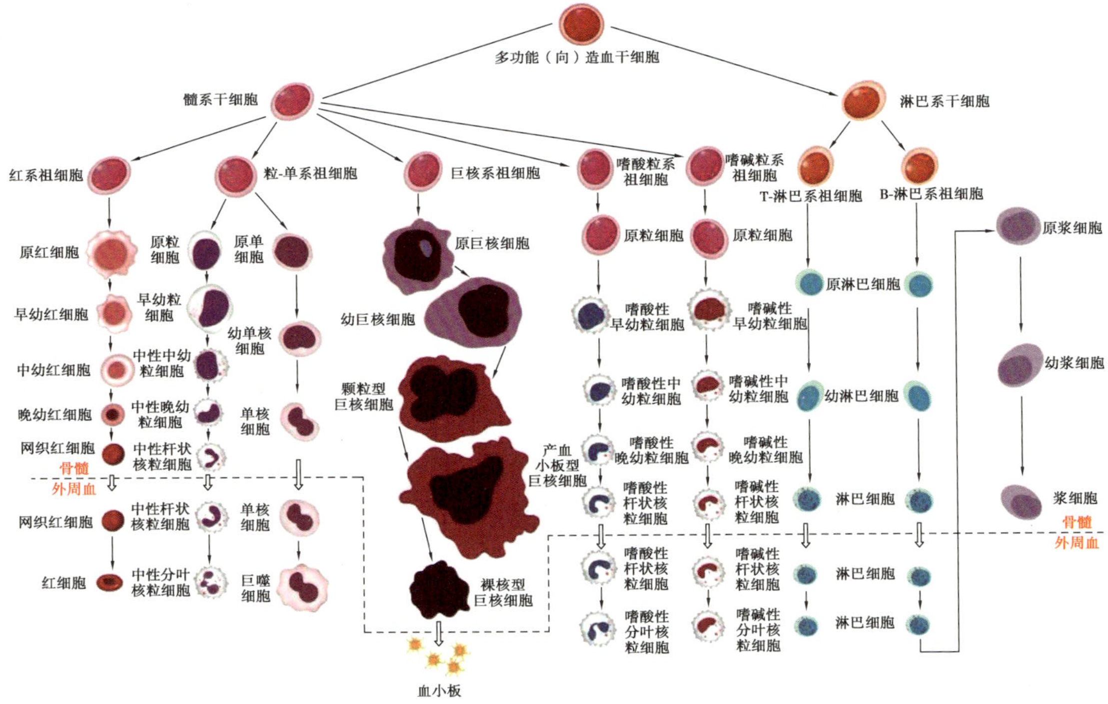
多功能（向）造血干细胞
髓系干细胞
淋巴系干细胞
红系祖细胞
粒-单系祖细胞
巨核系祖细胞
嗜酸粒系祖细胞
嗜碱粒系祖细胞
T-淋巴系祖细胞
B-淋巴系祖细胞
原红细胞
早幼红细胞
中幼红细胞
晚幼红细胞
网织红细胞
骨髓
外周血
网织红细胞
红细胞
原粒细胞
早幼粒细胞
中性中幼粒细胞
中性晚幼粒细胞
中性杆状核粒细胞
中性杆状核粒细胞
中性分叶核粒细胞
原单细胞
幼单核细胞
单核细胞
单核细胞
巨噬细胞
原巨核细胞
幼巨核细胞
颗粒型巨核细胞
产血小板型巨核细胞
裸核型巨核细胞
血小板
原粒细胞
嗜酸性早幼粒细胞
嗜酸性中幼粒细胞
嗜酸性晚幼粒细胞
嗜酸性杆状核粒细胞
嗜酸性杆状核粒细胞
嗜酸性分叶核粒细胞
原粒细胞
嗜碱性早幼粒细胞
嗜碱性中幼粒细胞
嗜碱性晚幼粒细胞
嗜碱性杆状核粒细胞
嗜碱性杆状核粒细胞
嗜碱性分叶核粒细胞
原淋巴细胞
幼淋巴细胞
淋巴细胞
淋巴细胞
淋巴细胞
原浆细胞
幼浆细胞
浆细胞
骨髓
外周血

图 1.11 干细胞分化图

捐献造血干细胞在动员采集过程中可能会出现一些不适反应，但大多数很轻微，供者可以耐受，比如有供者在注射动员剂后，可能在采集前数天出现头痛或骨骼、肌肉疼痛乏力、低热等类似感冒的症状。这是动员剂的常见副作用，因人而异。其他常见副作用是恶心、呕吐、注射部位肿痛、焦虑、失眠和疲劳，在停药后几天内即完全消失。极少数反应较重的供者可以使用解热镇痛药。实验室异常包括一过性乳酸脱氢酶、碱性磷酸酶、转氨酶、尿酸升高，血清钾、镁离子降低。不到1%的供者会出现严重副作用，如血栓形成，尤其是曾经发生过血栓病史或有家族史的供者。

外周血造血干细胞采集过程中需要使用体外抗凝剂，而体外抗凝剂在体内可结合钙离子导致低钙血症，引起不适，如一些供者口、手指和脚趾周围有刺痛感和轻度肌肉痉挛，甚至抽搐、惊厥。基于此，在采集前和采集过程中，应给予补钙处理，如采集过程中出现低钙的相关表现，我们也会减慢采集速度直至症状完全缓解。其他常见副作用为静脉穿刺部位出现瘀青、畏寒和血小板减少等，一般并不严重。

（陆军军医大学第二附属医院　高世春）

1.8　如何选择造血干细胞移植供者？

异基因造血干细胞移植（allo-HSCT）的供者选择是使接受移植的患者获得长期生存，甚至最终治愈的重要环节之一。近10年来，随着半相合移植在国内外的蓬勃发展，我们迎来了"人人有供者"的新时代。那么，如何选择合适的供者？目前国内外学者仍普遍赞同首选HLA相合同胞供者的观点，如果没有同胞相合供者，再考虑选择其他类型供者。面对多个备选供者时，除了考虑疗效差异外，还要考虑不同移植模式之间的其他优缺点。

1.8.1 非亲缘供者移植有何特点？

非亲缘供者即是从中华骨髓库志愿者中找到的适合供者。非亲缘供者一般具有下列特点：第一是查询到供者的机会低，第二是查询供者到移植需要等待的时间长，一般3个月左右；第三是对HLA配型相合程度要求高，HLA-A、B、C、DRB1、DQ、高分辨中，最好的供者为高分辨10/10或9/10相合。目前研究发现HLA-DP位点不合与急性移植物抗宿主病（GVHD）的风险增加和疾病复发风险降低有关，因此在选择供者时还应包括DP位点；第四是存在供者临时悔捐风险；而且有治疗需要时再次获取供者淋巴细胞或造血干细胞有一定难度；第五是非血缘移植后重度急性移植物抗宿主病（aGVHD）发生率略低于半相合移植，但在标危患者中复发率高于半相合移植。存活率和无病存活率与单倍体相合移植相似。

1.8.2 半相合供者移植有何特点？

绝大多数患者可以找到半相合供者，而且半相合供者往往不止1个，可以从中选优；无需长时间等待，供者配型及查体一般只需2~3周，特别适用于需要尽早移植的患者。患者可以根据需要获得骨髓和（或）外周血造血干细胞；对于高危复发患者，有治疗需要时可再次采集；移植后复发率较非亲缘移植低，aGVHD发生率较非亲缘供者移植略高，需要经验丰富的移植团队；移植疗效与非亲缘供者移植疗效相似。如有多个半相合备选供者，建议选择顺序为：子女、男性同胞、父亲、非遗传性母亲抗原不合的同胞、非遗传性父亲抗原不合的同胞、母亲及其他旁系亲属。

1.8.3 脐血造血干细胞移植有何特点？

脐血造血干细胞移植具有查询快、获得及时，无悔捐问题等优势，但其移植细胞数量受一定限制。因此，脐血造血干细胞移植选择标准要结合配型、细胞数量、HLA抗体情况和病情综合考虑。对于恶性血液病，供受者HLA配型（A、B、DRB1）$\geqslant$4/6位点相合，冷冻前总有核细胞数>（2.5~4.0）×10^7/kg（受者体重），CD34$^+$细胞>（1.2~2.0）×10^5/kg（受者体重）；对于非恶性疾病，HLA$\geqslant$5/6位点相合，TNC>3.5×10^7/kg（受者体重），CD34$^+$细胞>1.7×10^5/kg（受者体重）；aGVHD发生率低且程度轻；造血重建较慢，感染发生率较高；不能再次获得造血细胞，需要移植经验丰富的团队；治疗恶性血液病时可以达到与非亲缘供者移植相似的疗效。

需要注意的是：除依据上述提出的HLA相合同胞供者和其他供者的选择原则外，还应考虑以下非HLA因素：供者年龄、性别和分娩次数；总体健康状况；病毒感染；ABO和Rh血型；供者特异性抗HLA抗体以及患者的疾病状态。由于东西方人群存在差异，例如西方国家供者选择时考虑供受者之间巨细胞病毒血清学是否相合，但我国人群巨细胞病毒血清学阳性率在90%以上，这一点一般无需考虑。

各移植中心的技术优势和特色也是供者在选择时需要考虑的重要因素之一，例如美国马萨诸塞州综合医院的技术特色是脐血移植，而霍普金斯大学医学院是半相合移植，所以当没有同胞相合供者时，前者考虑脐血移植，后者考虑半相合移植。

综上所述，目前供者选择的原则当为：患者不具备同胞相合的供者时，高复发风险患者首选有血缘关系的供者以利于及时移植和移植后淋巴细胞输注；预计移植后不需要供者细胞治疗的标危患者可选择非亲缘供者，儿童患者可选择脐血移植。

（四川省医学科学院·四川省人民医院　黄晓兵）

第二章

"移"路相伴

2.1 什么是移植预处理?

启动预处理标志着造血干细胞移植的开始,也是影响其成败的重要环节之一(图2.1)。预处理是指在造血干细胞移植前给予患者大剂量放疗和(或)化疗及免疫治疗,其目的是保证移植物能顺利植入并最大限度清除患者体内异常细胞或肿瘤细胞。

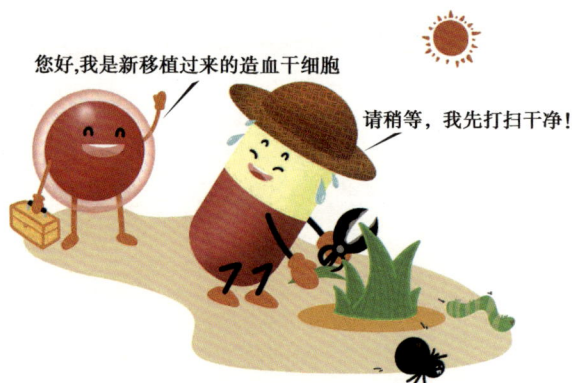

图 2.1 移植预处理

2.1.1 预处理的作用是什么?

如果将造血干细胞移植比作种植新生农作物的过程,那么预处理则是造血干细胞移植中土壤准备的过程。第一,预处理要最大限度地清除患者体内的异常细胞或肿瘤细胞,无论是自体造血干细胞移植还是异基因造血干细胞移植,预防疾病复发都是预处理的首要目的。这就好比种植农作物之前,需要尽可能地将土地中有病虫害的农作物清除干净,防止病虫害再发生。第二,预处理是为即将回输的造血干细胞提供空间。骨髓无法通过手术切除或抽吸干净来腾挪出造血干细胞所需的生长空间,而大剂量放疗和(或)化疗后可以杀灭"病态"造血细胞,清除土壤中的"杂草",提供供者造血干细胞移植发育分化所需空间。第三,由于在正常情况下患者体内的免疫细胞会识别非己成分,从而攻击外来造血干细胞,预处理可以清除患者的免疫系统,从而使输入的供者正常造血干细胞免遭攻击,增加造血干细胞存活概率。

理想的预处理方案除了要达到上述3个目的,还要最大限度降低毒副作用,在保证移植成功率、延长患者生存期的同时提高患者的生存质量。

2.1.2 如何选择合适的预处理方案?

预处理方案的选择需要综合考虑疾病类型、移植时疾病状态、移植方式、患者体能状况、年龄等多种因素。常用药物有白消安、环磷酰胺、阿糖胞苷、氟达拉滨、克拉屈滨、马法兰等药物,以及全身放疗;常见的方案有白消安+环磷酰胺、全身放疗+环磷酰胺、氟达拉滨+马法兰、氟达拉滨+白消安。同一种药物在不同预处理方案中所用剂量并不完全相同,需根据不同的移植方式、不同的疾病、患者的年龄及体表面积等因素来决定药物的剂量。

2.1.3 预处理有哪几种类型?

总体而言,根据强度可将预处理方案大致分为清髓性方案、非清髓性方案、减低强度方案(图2.2)。

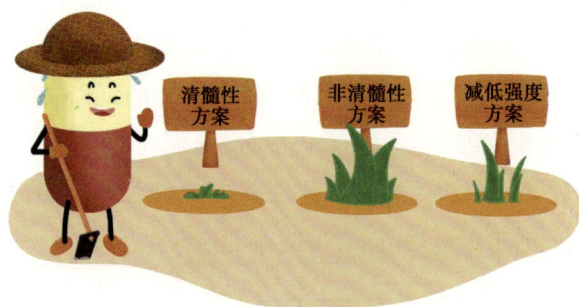

图 2.2 预处理方案分类图

①清髓性方案:其强度一般指预处理后1~3周内,患者因预处理出现不可逆的骨髓抑制和全血细胞减少,必须有造血干细胞支持才可恢复造血功能。清髓性方案可以最大限度地杀灭肿瘤细胞,为造血干细胞植入提供条件,其优点是干细胞可以快速完全植入,复发风险低;缺点是毒副作用大,易出现严重并发症,年老体弱者常常不能耐受。

②非清髓性方案：其强度一般指预处理后患者仅有轻度全血细胞减少，甚至无需输血支持。非清髓性方案的优点是耐受性较好，毒副作用小；缺点是原发病复发风险高。

③减低强度方案：预处理强度介于上述两者之间，一方面降低了大剂量放化疗的毒副作用，提高了耐受性；另一方面降低了疾病的复发概率。

2.1.4 预处理时患者需要注意什么？

预处理期间患者常常会感到胃部不适、恶心，甚至呕吐，另外还可能出现发热、腹痛、腹泻、皮疹、尿频、尿痛等症状，极少数患者可能由于药物过敏而出现头晕、心悸、血压降低等情况，请不要紧张，如有不适症状请及时与医护人员沟通，医护人员会予以相应处理。

①饮食：注意饮食卫生，饮食以清淡、易消化食物为宜，避免进食久放及刺激性食物，少食多餐。

②个人卫生：饭前、便后勤洗手；注意口腔护理，保持口腔卫生；做好肛周护理，便后及时清理肛周，保持肛周清洁。

造血干细胞移植的整个过程比较复杂，预处理作为"开路先锋"，起着关键性的作用。它决定着能否打响"移植革命"的第一枪，决定着"革命"能否顺利进行，并取得最终的胜利。

（浙江大学医学院附属第一医院 罗依，李琳）

2.2　老年人也能做移植——减低剂量预处理的移植

　　老年恶性血液病患者与年轻患者相比，伴预后不良细胞遗传学或分子生物学异常更为常见；而且由于身体机能原因，不能耐受较大剂量化疗，化疗副反应较重，因而对于传统化疗，其缓解率低，复发率高，长期生存概率低。异基因造血干细胞移植目前仍是血液系统恶性疾病重要的根治手段，可以显著提高患者的长期生存率。首先，由于老年患者年龄大、体能状况差、相关合并症多，异基因造血干细胞移植耐受性差，治疗相关死亡率极高，因此移植后生存获益有限。其次，老年患者文化教育水平相对较低，社保及家庭支持力度有限，导致很多需要接受造血干细胞移植的患者失去移植机会，进一步加剧了老年恶性血液系统疾病患者无法获得适时治疗的困境。但随着老龄化社会的到来，以及教育水平和健康意识的提高，老年患者移植率逐年增加。所以，老年恶性血液病患者一样有机会接受造血干细胞移植。下面我们就来谈谈老年患者进行造血干细胞移植的相关问题。

　　首先谈谈老年患者造血干细胞移植预处理选择。清髓性方案移植是异基因造血干细胞移植的主要方式，其治疗相关毒副作用较大，老年患者很难承受。与清髓性方案主要依靠通过大剂量化疗杀死肿瘤细胞从而发挥作用不同，减低强度预处理方案不单纯依赖化疗和全身照射来消除所有恶性细胞，而是通过移植后移植物抗肿瘤效应来进一步消除残留肿瘤细胞而实现疾病根治。一般的减低强度预处理方案常由氟达拉滨与小剂量的全身放疗、白消安或其他相关药物组成。减低强度预处理方案在降低化疗毒性的同时，能够实现有效的免疫抑制，使得供者细胞顺利植入、患者造血功能成功恢复，以及持续的移植物抗肿瘤作用。并且相比于清髓性方案，移植后并发症在减低强度方案中显著减少，移植非复发死亡率降低。由此可见，减低强度方案显著增加了老年患者移植的可行性和适宜性。

减低强度预处理也有其缺点，接受减低强度方案移植的患者与清髓性方案的患者相比，复发率更高，但随着去甲基化药物、小分子靶向药物、细胞治疗在移植前桥接治疗和移植后维持、抢先治疗的应用，能有效降低移植后复发率，使越来越多的老年患者从中获益。据国际血液和骨髓移植研究中心（CIBMTR）的数据，65岁及以上老年患者移植例数从2005年不足300例上升至2020年1 900例。目前，国内60岁及以上患者移植例数占比仍较低。2021年统计结果显示，60岁及以上患者移植比例仅占异基因造血干细胞移植的2.85%。国内骨髓移植数据库相关数据如图2.3所示。但随着科学研究的深入和造血干细胞移植技术的不断创新，我们对老年恶性血液病患者的治疗方法有了更清晰的认识。尽管老年患者面临着独特的挑战，但通过减低强度预处理方案和综合应用等其他治疗手段，包括替代供体来源以及预防移植后复发的先进策略，年龄已不再是限制移植的决定因素。因此，老年患者并非没有进行造血干细胞移植的机会，未来将会有更多需要接受造血干细胞移植的老年血液系统恶性疾病患者从减强度移植中获益，从而改善其生存和生活质量。

异基因移植年龄分布

51~60, 1 515, 11.89%

41~50, 1 983, 15.56%

31~40, 2 329, 18.28%

19~30, 2 266, 17.78%

0~18, 4 280, 33.58%

>60, 363, 2.85%

null, 8, 0.06%

n=12 744

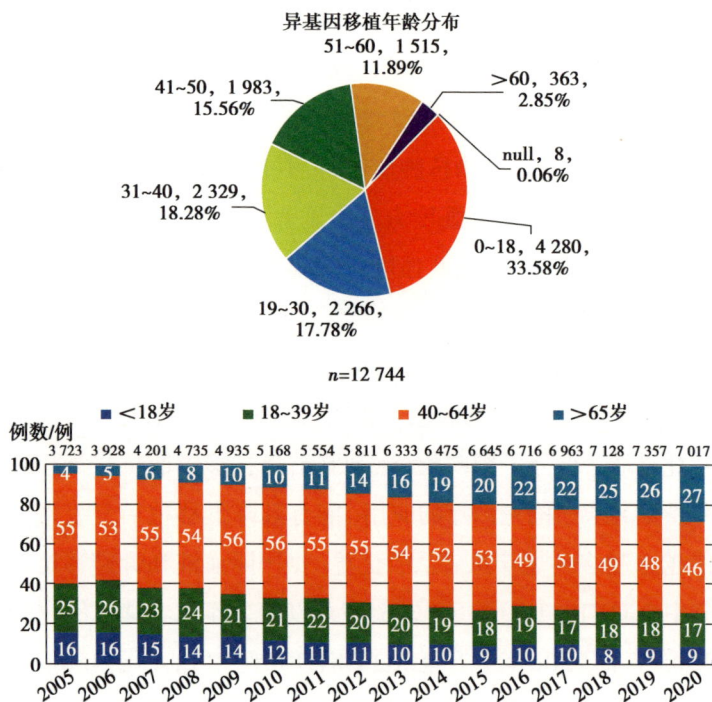

■ <18岁　■ 18~39岁　■ 40~64岁　■ >65岁

图2.3　国内骨髓移植数据库相关数据

（资料来源：国际血液和骨髓移植研究中心）

（浙江大学医学院附属第一医院　罗依）

2.3　常用预处理药物有哪些毒副作用？

俗话说"是药三分毒"，造血干细胞移植预处理化疗药物也不例外。它们普遍具有明显细胞毒性，且与药物剂量直接相关。预处理化疗后的骨髓抑制是最常见的毒副作用之一，主要表现为中性粒细胞减少、血小板减少和贫血，并出现与之相关的发热及感染、出血、乏力等症状。骨髓抑制期一般持续2~3周，直至供者造血干细胞植入体内恢复正常造血。骨髓抑制期感染包括细菌、真菌及病毒的感染，部位多为血液、肺、口腔、肛周等。此外，药物直接损伤消化道黏膜，几乎所有患者均会出现恶心、呕吐、食欲下降、不同程度的口腔黏膜炎及腹泻、便秘等消化道症状。预处理期间各种药物的使用可能引起脏器功能不全，容易受影响的器官有肝脏、肾脏和心脏等。其他非特异性症状包括脱发、皮肤色素沉着、手足脱皮等。预处理的远期毒副作用包括儿童生长发育迟缓、生育功能下降、代谢综合征及继发肿瘤等。兵法云："知己知彼，百战不殆"，想要尽可能降低预处理化疗药物的副反应，就需要先了解它们的毒副作用，下面介绍常用预处理化疗药物的主要毒副反应特征。

2.3.1 白消安

白消安是预处理方案中常用的一种药物。它具有较广谱的抗肿瘤作用，可以透过血脑屏障（人体的重要生理屏障，大多数化疗药物因为这个屏障，不能进入人体中枢神经系统），对中枢神经系统白血病具有预防和治疗作用。白消安主要的不良反应包括：

①中枢神经系统毒性，包括失眠、焦虑、眩晕、抑郁等，个别患者可出现震颤乃至癫痫样发作，因此移植预处理如果使用白消安，医生会给予口服苯妥英钠来预防它所带来的癫

痫等副反应的发生。

②肝窦阻塞综合征(SOS)。白消安由肝脏进行代谢，肝脏小血管损伤导致结节状增生，最终导致肝窦阻塞综合征。

③使用大剂量白消安有显著皮肤色素沉着的副作用。

④白消安使用后远期可致肺纤维化。

2.3.2　环磷酰胺

环磷酰胺具有很强的免疫抑制活性，是传统预处理方案的重要组成部分。其最受关注的副作用是出血性膀胱炎、口腔炎和药物性皮炎。环磷酰胺的代谢产物丙烯醛与膀胱黏膜上皮结合引起黏膜损伤，会出现充血、水肿、坏死，形成溃疡和膀胱出血等症状，是移植后早期出血性膀胱炎的主要原因。出血性膀胱炎严重程度不一，轻则为镜下血尿，重则出现肉眼血尿甚至尿路梗阻、尿潴留、排尿不畅等症状。为了预防出血性膀胱炎的发生，应用大剂量环磷酰胺时需要用大量液体水化，同时予以碱化治疗，保证患者每日尿量在 2 000 mL 以上，这样可以降低出血性膀胱炎的发生率。同时，美司钠注射液作为化疗解毒药和尿路保护剂，可以有效预防大剂量使用环磷酰胺后出血性膀胱炎的发生，其作用机制是美司钠分子中的巯基可与尿液中环磷酰胺的代谢产物丙烯醛结合生成稳定的无毒产物，并从尿中排出体外。

2.3.3　阿糖胞苷

阿糖胞苷是一种细胞毒性药物,也是一种主要作用于细胞DNA合成期的抗代谢药,能够抑制DNA合成,干扰细胞的增殖。大剂量阿糖胞苷使用后发生的阿糖胞苷综合征多出现于用药后6~12 h,表现为骨痛或肌痛、咽痛、发热、全身不适、皮疹、眼睛发红等症状。白血病、淋巴瘤患者若移植前肿瘤负荷较大,可因大量肿瘤细胞破坏而发生高尿酸血症,严重者可引发尿酸性肾病。

2.3.4　马法兰

马法兰是一种具有广谱抗肿瘤活性的双功能烷化剂,广泛用于多发性骨髓瘤、淋巴瘤自体造血干细胞移植前的预处理,也应用于各种异基因造血干细胞移植预处理,特别是用于难治性白血病的预处理,获得了良好的治疗效果。马法兰具有广泛的组织毒性,其消化道反应及黏膜炎较为突出。其中口腔黏膜炎的发生率高,程度较重,疼痛明显,使用前后给予冰生理盐水漱口可一定程度降低或减轻这类副反应。

2.3.5　氟达拉滨

氟达拉滨是一种嘌呤类似物,通过抑制DNA、RNA和蛋白质的合成发挥抗肿瘤作用,并且具有较强的免疫抑制作用。氟达拉滨常用于非清髓性及减低强度预处理化疗方案。高剂量的氟达拉滨可表现出神经系统毒性,使患者感觉异常,严重者可出现失明、昏迷,甚至死亡等症状。少见不良反应包括自身免疫性溶血性贫血及自身免疫性血小板减少性紫癜等。

2.3.6　塞替派

塞替派不可逆性损伤DNA,是细胞周期非特异性药物。塞替派具有良好的血脑屏障通透性和组织渗透性,常用于中枢神经系统病变,如中枢神经系统淋巴瘤。塞替派的中枢神经系统不良反应较为常见,如头痛、脑病、颅内出血、癫痫、意识障碍等,大剂量给药时易出现上述症状。肝脏不良反应也较常见,如转氨酶升高、胆红素升高、肝静脉闭塞病。部分患者会出现皮肤不良反应,表现为药物变态反应,严重者甚至出现Stevens-Johnson综合征、中毒性表皮坏死松解症,但临床上较少见。继发第二肿瘤也有报道。

2.3.7　全身放疗

全身放疗不仅可起到杀死体内白血病细胞的作用,还能起到免疫抑制作用,从而使供者的细胞在受者骨髓内成功植入。几乎所有全身放疗患者都会发生腹泻,常在照射后1周内出现。全身放疗后4~24 h会出现腮腺炎症状,并多在24~72 h后自行缓解。此外还会出现血尿淀粉酶升高,但胰腺炎发生率≤10%。全身放疗远期并发症十分普遍,如白内障、生长迟缓、代谢综合征、继发肿瘤以及不孕不育等。

2.3.8 司莫司汀

司莫司汀是亚硝基脲类细胞周期非特异性抗肿瘤药，与一般烷化剂无交叉耐药性。司莫司汀在血浆中浓度持续时间较长，脂溶性强，可通过血脑屏障。较大剂量时会影响肝肾功能。用后患者乏力较常见，少部分患者会出现全身性皮疹。

预处理过程中出现的不良反应（图2.4），可能让患者感到非常不适，但大多数经过处理都可以得到有效控制；因此对于可能经历的不良反应，患者既要有足够的心理准备，同

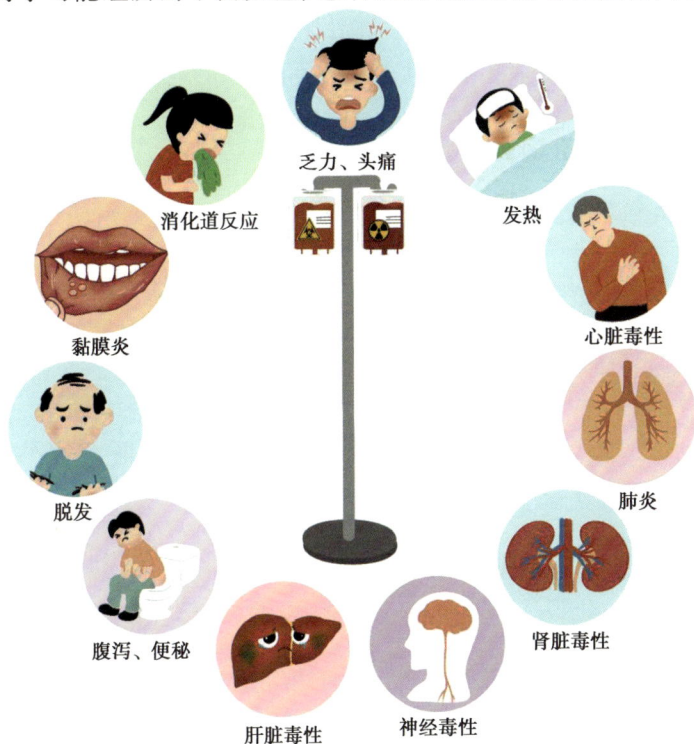

图 2.4 预处理方案常见毒副作用

时也要加强有效的针对性防范，如勤漱口、多饮水、饮食清淡等，不用过度紧张。

预处理方案常见毒副作用见表2.1。

表2.1　预处理方案常见毒副作用

药物名称	常见不良反应	
	短期（<3 个月）	长期（>3 个月）
白消安	震颤乃至癫痫样发作、肝窦阻塞综合征、皮肤色素沉着	肺纤维化
环磷酰胺	黏膜炎、出血性膀胱炎、心力衰竭	心力衰竭
阿糖胞苷	阿糖胞苷综合征、尿酸性肾病	
马法兰	口腔黏膜炎、消化道反应	
氟达拉滨	神经毒性、自身免疫性溶血性贫血及自身免疫性血小板减少性紫癜	
塞替派	中枢神经系统不良反应、肝脏不良反应、皮肤不良反应	
全身放疗	腮腺炎、皮肤红斑、腹泻、血尿淀粉酶升高	白内障、生长迟缓、代谢综合征、继发肿瘤、不孕不育
司莫司汀	肝肾不良反应、乏力、皮疹	

（浙江大学医学院附属第一医院　罗依，杨露欣）

2.4　造血干细胞会被采完吗?

造血干细胞会被采完吗? 采后会不会使供者的造血干细胞减少? 这是许多人都疑惑的问题。下面让我们来一起了解一下造血干细胞"辉煌"的一生。

造血干细胞是各种血细胞的"祖先",它可以生成各种血细胞。人类出生后,造血干细胞主要存在于红骨髓中,外周血中也有极少量存在。目前研究发现,造血干细胞在骨髓中约占骨髓有核细胞的1%,在外周血中为0.05%。作为一种干细胞,造血干细胞与其他种类干细胞具有下述相似的特点:

①具有很强的增殖潜能。在生理情况下,90%~99.5%的造血干细胞处于不进行分裂的相对静止状态,当出现失血、感染或受到药物刺激后,处于相对静止状态的造血干细胞能大量增殖。

②具有多向分化能力。造血干细胞在不同刺激因子刺激下,能分化成不同类型祖细胞,继而发育为成熟的各类血细胞。

③具有自我更新的能力。造血干细胞分裂的子代中,除一小部分分化为各类祖细胞,大部分造血干细胞通过分裂进行自我更新,使体内造血干细胞数量维持相对恒定。

在造血干细胞移植过程中,通常采用两种方式采集供体干细胞,包括骨髓采集和外周血造血干细胞采集。

骨髓采集作为一种成熟技术被常规应用,其采集的实质为骨髓和外周血的混合物,总采集量为500~800 mL。采集过程中,常采用连续硬膜外麻醉,在双侧髂后上棘区域多部位多点穿刺。由于一次采集骨髓血较多,为确保供者安全,常在开始采集前10~14 d预先保存供者外周血共计200~400 mL,并在术中回输供者,同时采用晶体液和胶体液进行充分补液。异基因造血干细胞移植一般要求采集有核细胞量达到3×10^8/kg(受者体重)。骨髓采集整体安全可靠,但操作相对烦琐,术中不良反应相比外周血造血干细胞采集较多。

近年来，外周血造血干细胞采集因为操作方便且具有更高的安全性，越来越成为造血干细胞的主要采集方式。在具体操作过程中，采集前会采用集落刺激因子动员骨髓中造血干细胞释放至外周血中，使外周血中的造血干细胞数量增加20~30倍；然后应用血液成分分离机进行采集，采集细胞数至少达到2×10^6 CD34$^+$细胞/kg（受者体重），并将其余成分输回供者体内，整个采集流程与成分血采集类似（图2.5）。一般来说，一次造血干细胞移植所需的采集量约为200 mL，该体积大体与1个单位红细胞相似，并不会对身体造成重大影响。

捐献造血干细胞

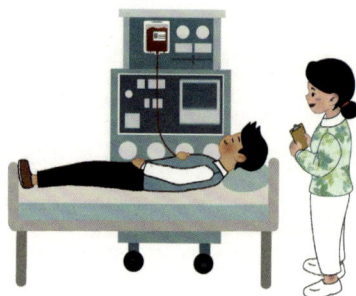

图 2.5　外周血造血干细胞采集

总的来说，由于一次移植所需造血干细胞的量并不会影响捐献者正常生理功能，并且捐献后造血干细胞会很快进行有效分裂来维持细胞数量相对稳定，因此，造血干细胞是采不完的。

（浙江大学医学院附属第一医院　罗依，叶逸山）

2.5 为啥外周血造血干细胞采集前后都要补钙？

无论是供者还是患者，在进行外周血造血干细胞采集前后都要补钙。在进行造血干细胞采集时，需要将供者血液引流至体外管道和血液成分分离机，血液引出后与体外管路中各种物质表面接触会激活凝血途径从而发生凝血，堵塞管路。因此，为了防止血液在体外循环的过程中发生凝固、确保造血干细胞采集顺利进行，采集过程中需要使用枸橼酸钠阻止凝血酶原转化为凝血酶，从而达到抗凝作用；枸橼酸钠也会随着血流进入体内，与血液中的钙离子结合形成难以解离的枸橼酸钙，致使血液中的钙离子数量降低。

在造血干细胞采集过程中，随着血浆枸橼酸盐的增加，血清离子钙水平逐渐下降，蛋白质结合的钙水平也会降低。低钙血症可能引起一系列的神经系统症状：血钙水平轻微下降可引起口周和手足麻木，刺痛轻度症状（深腱反射丧失、感觉迟钝、肌肉疼挛、震颤、口周或肢端感觉异常），刺痛中度症状（不自主肌肉收缩、腕痉挛）和刺痛严重症状（手足搐搦、喉痉挛或癫痫发作）。严重低钙血症还会导致心律失常（QT间期延长、ST段改变甚至恶性心律失常）。非特异性轻度症状包括头痛、紧张、易激惹、头晕、潮红、颤抖、恶心、呕吐、胸部不适和腹部绞痛。这些症状在药物对症辅助治疗下可以很快得到恢复，上述症状在进行补钙药物预防下一般不会出现。

　　外周血造血干细胞采集通常需要循环10~12 L血量，以便采集足够数量的外周血造血干细胞，故采集过程中及采集后容易出现低钙血症及相关不良反应（图2.6）。研究报道，造血干细胞采集期间进行补钙治疗可以充分有效地预防与低钙血症相关的不良反应及改善供者的情绪。供者需要在造血干细胞采集前后口服或静脉补钙，可提前一周服用补钙药物（如葡萄糖酸钙口服液、钙片等），采集后需加强营养、注意休息。在造血干细胞采集的过程中，采集医师也会预防性输注葡萄糖酸钙注射液或氯化钙注射液预防低钙血症。一旦采集过程中出现手脚麻木等不适，采集医师也会进行及时处理（如缓慢静推葡萄糖酸钙注射液），从而防止干细胞采集过程中及采集后低钙血症引发的不适。因此，供者出现严重低钙血症的概率极低，不必过于焦虑和恐惧。

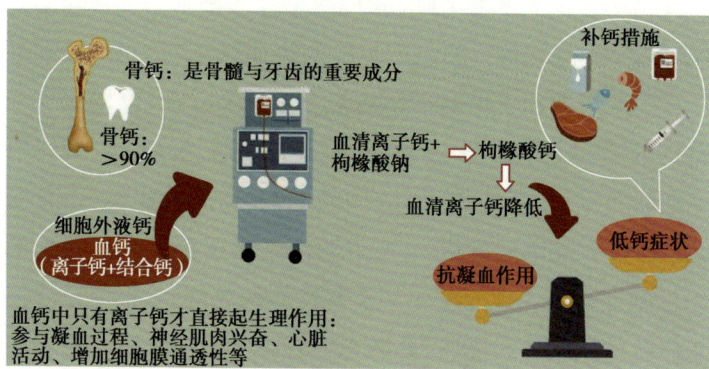

图 2.6　外周血造血干细胞采集

（浙江大学医学院附属第一医院　罗依，吴一波）

2.6 造血重建时，为啥我发热、头痛和腰痛？

"医生，为什么开始长细胞了，我还在发热？""发热、头痛、腰痛，是不是又有感染了啊？是不是出问题了呢？"一部分造血干细胞移植患者在开始造血重建时都可能遇到过这个问题。当他们的白细胞开始回升（造血重建的一个标志）时，本该让人感到开心，终于看到了胜利的希望，但这个时候出现发热、头痛、腰痛，并且有些患者的症状持续时间还比较长，这让他们非常担忧，会造成很大的心理负担。为什么才看到曙光，又要经历新的黑暗和折磨？接下来带大家了解一下这种情况产生的原因，让大家拨开云雾见月明。

2.6.1 造血重建时为什么会发热呢？

首先了解一下造血重建时发热的原因。在干细胞开始增殖重建造血时，患者体内的炎症因子会大量产生和释放，导致机体产生某些全身性炎症反应，最常见的症状就是发热。发热常合并红皮病样皮疹、毛细血管渗漏和非心源性肺水肿，专业术语称为造血干细胞移植后植入综合征。自体及异基因造血干细胞移植术后综合征均可发生，但自体造血干细胞移植术后更易发生，而在异基因造血干细胞移植术中与移植排斥反应的临床表现相似。当明确发热因植入综合征所致，医务人员通常会采用短期的激素治疗，患者的发热症状很快就会得到控制。这时患者的白细胞刚开始回升，免疫功能依然低下，出现发热除了考虑免疫反应外，同时也不排除感染，需仔细鉴别，如考虑感染所致的发热，需给予抗感染治疗。

2.6.2　造血重建时出现头痛、腰痛症状是正常的吗？

在化疗和移植后，白细胞会持续低下一段时间，这个时候可连续给予升白针辅助患者白细胞恢复。当患者白细胞开始回升时，由于骨髓腔内细胞短期内突然增多，腔内压力增加，会使患者产生骨骼疼痛的症状，特别是骨髓腔容积比较小的地方，腔内局部压力增加更明显，疼痛症状更容易出现，例如胸骨、椎骨、颅骨和髂骨。骨痛症状虽然让患者苦不堪言，但是其持续时间通常不会很长，而且出现疼痛症状时也代表造血可能开始重建了，患者不需要因此背上心理包袱。此时如疼痛剧烈，医生会采用止痛药来缓解患者的疼痛症状，同时注意酌情减停升白针。在白细胞重建稳定后，疼痛症状会逐渐减轻并消失。

在了解了出现以上症状的原因后，相信大家不再对此产生心理负担甚至恐惧了，因为这些症状的出现代表了一个好的开始，医生会根据情况尽可能地采取相应的治疗措施，陪患者一起度过这个黎明前的黑暗。

（陆军军医大学第二附属医院　朱丽丹，谢雨彤）

2.7 移植后患者如何防治疾病复发?

造血干细胞移植包括自体造血干细胞移植和异基因造血干细胞移植,这是除了传统化疗外,治疗血液肿瘤性疾病的重要手段。尽管异基因造血干细胞移植有可能彻底根治血液肿瘤,但移植后仍有20%~40%的患者最终复发,而复发是治疗失败和导致患者死亡的重要因素。自体造血干细胞移植也是治愈或提高血液肿瘤患者长期生存的重要手段,但移植后复发问题更为突出,显著影响患者的整体预后和生存。既然如此,我们有没有办法尽可能减少移植后复发、提高患者长期生存率呢?答案是肯定的。我们可以从移植前预防、移植中的预防、移植后监测和复发防治4个方面来系统规划策略。

2.7.1 移植前如何预防?

移植前疾病达到完全缓解的患者移植后复发风险更低、预后更佳。因此,对于部分复发/难治状态患者,在接受异基因造血干细胞移植前进行更有效的桥接方案,如把克拉屈滨、去甲氧柔红霉素、米托蒽醌、大剂量阿糖胞苷、大剂量甲氨蝶呤、新型靶向药物,免疫治疗及细胞治疗等融入治疗方案,待有效降低肿瘤负荷后再桥接移植,可明显降低移植后复发率。此外,从异基因造血干细胞移植供者的选择上看,对于移植前处于难治/复发状态的患者,单倍型相合移植相较于全相合移植,复发率明显降低,具有优势。

2.7.2　移植过程中如何预防？

移植预处理方案包括：

①清髓性方案、减低强度方案和非清髓性方案。清髓性预处理方案能最大限度地杀伤肿瘤细胞，对于耐受情况良好的恶性血液肿瘤患者，选择清髓性方案，可降低移植后复发的概率。但清髓性方案的毒性大，移植相关死亡率高。而减低强度的预处理方案和非清髓性方案虽能有效降低预处理化疗药物的毒性，但移植后的复发率较高。

②抗T细胞抗体的选择：抗胸腺细胞球蛋白是具有多样免疫调节活性的单克隆抗体，作为强效免疫抑制剂不仅可抑制患者的免疫功能，保障供体细胞植入，还可体内去除移植物中的T细胞，从而降低移植物抗宿主病风险，但抗胸腺细胞球蛋白有增加感染和复发的风险。目前，临床常用剂量为7.5~10 mg/kg，临床数据显示，该剂量能有效平衡移植物抗宿主病与感染/复发之间的关系，新的剂量、剂型与合并用药，值得探索应用。

③随着新型分子靶向药物、CAR-T细胞免疫治疗等肿瘤治疗领域的开拓成熟，将上述方法融合到预处理方案中，可进一步优化预处理方案，提高疗效，减少移植后复发。

2.7.3　移植后如何监测复发？

血液肿瘤患者移植后究竟效果如何？目前有先进精准的检测手段，可以从细胞或分子微小残留病变（MRD）监测、嵌合状态变化等方面判断。微小残留病变是患者体内残留在形态学检测敏感度以下的恶性细胞数，预防血液病患者复发的关键，是尽早地发现并及时干预微小残留病变。

采用多参数流式细胞仪检测残余肿瘤细胞的方法，其灵敏度可达到$10^{-4} \sim 10^{-3}$，目前已广泛应用于血液肿瘤移植前后常规检测。若移植后微小残留病变阳性，提示复发风险增高，可早期启动预防性治疗及抢先治疗。

在异基因造血干细胞移植中，通过患者供体/受体嵌合分析技术，监测供体细胞植入状态，也可以作为移植后微小残留病变测量和复发预测的手段。最广泛采用的短串联重复序列片段分析方法灵敏度为$10^{-3} \sim 10^{-2}$；当供受者性别不同时，可用荧光原位杂交技术检测性染色体的方法进行监测。异基因造血干细胞移植后应定期进行嵌合分析，并结合其他敏感方法，以识别有复发风险的患者，并指导预防性干预措施。

鉴于大部分血液肿瘤具有遗传学异质性，可合并各种驱动致病基因和遗传学异常，如急性髓系白血病可有各种基因突变、融合基因阳性等，所以也可通过聚合酶链式反应技术来定量测量这些分子标记。这种分子微小残留病变评估，目前可达到$10^{-6} \sim 10^{-5}$的敏感性和更高的特异性。近年来，随着新一代高通量测序技术和数字聚合酶链式反应技术的发展，进一步提高了检测的灵敏度和特异性。在血液肿瘤移植后定期进行微小残留病变监测，若在分子水平上能尽早发现复发，可以早期启动预防治疗，这一方式比从血液学复发开始启动治疗更加有效。

2.7.4 移植后如何预防复发?

移植后通过微小残留病变监测,可根据疾病状态和微小残留病变结果,启动预防治疗策略,这些治疗方法包括免疫调整,如减停免疫抑制剂、供者淋巴细胞输注、二次移植等。以异基因造血干细胞移植为例,对于移植前难治/复发状态的患者,移植后提前减停免疫抑制剂,可发挥更强的抗肿瘤效应,但同时可能存在出现严重移植物抗宿主病风险。此外移植后供者淋巴细胞输注治疗,根据干预的时间点,可以分为预防性治疗、抢先干预治疗以及疾病复发后的治疗性供者淋巴细胞输注。除了供者淋巴细胞输注,另一种细胞治疗是进行二次移植。自体造血干细胞移植后复发的患者可采用异基因造血干细胞移植或者增加预处理强度的二次自体移植。异基因造血干细胞移植复发患者选择二次异基因造血干细胞移植,要根据患者的再诱导缓解程度和耐受性确定移植时机。这种情况下治疗相关毒性大,长期预后欠佳,需综合评估。此外新型细胞治疗如CAR-T细胞免疫治疗技术,针对移植后复发患者,已有明确疗效。

移植后药物维持治疗是防治复发的第二支柱,包括低剂量化疗和靶向药物治疗。以急性髓系白血病为例,急性髓系白血病患者常伴有靶向治疗药物的基因突变,如FLT3-ITD突变、IDH1/2突变等,移植后可使用相关的靶向治疗药物维持治疗。若无特定驱动靶点突变,其他药物如去甲基化药物(阿扎胞苷、地西他滨)、免疫调节剂(来那度胺、泊马度胺)单药治疗或者联合BCL2抑制剂（维奈克拉）等，也是目前异基因造血干细胞移植或自体造血干细胞移植后维持治疗和防治复发的有效方法。B细胞淋巴瘤、霍奇金淋巴瘤、多发性骨髓瘤等血液肿瘤，也可使用相关的单抗类靶向药物（CD20单抗、CD30单抗、CD38单抗等）作为预防治疗措施。其他免疫药物，如白细胞介素-2、干扰素等，也具有免疫调节抗肿瘤疗效，在造血干细胞移植后预防复发方面也有一定效果。

2.7.5　移植后复发如何治疗？

对于移植后形态学复发的患者，治疗方法包括减停免疫抑制剂、放化疗、二次移植、供者淋巴细胞输注、分子靶向药物及新型细胞免疫治疗如嵌合抗原受体T细胞免疫疗法的应用，复发的治疗选择应根据患者的疾病类型、复发部位、复发时间、体能状态等个体化制订。

1.减停免疫抑制剂

当异基因移植患者复发时，如果不伴随移植物抗宿主病，可立刻停用免疫抑制剂，该方法仅对部分患者有效，大多数患者减停免疫抑制剂不足以控制疾病进展，也有诱发移植物抗宿主病的风险。

2.放化疗

早期复发患者尤其是移植后100 d内复发者，再次化疗缓解率低，而且单独化疗即使再次缓解，短期内也容易复发，长期生存率低。因此，化疗仅用作减轻肿瘤负荷，如达到缓解,应联合其他有确切疗效的方法(如供者淋巴细胞输注)进行治疗。放疗对于中枢神经系统、睾丸及其他局限髓外复发有一定疗效,对孤立的髓外复发有效,对多部位复发患者疗效不佳。

3.二次移植

自体造血干细胞移植后复发的患者常采用异基因造血干细胞二次移植或者增加预处理强度的二次自体造血干细胞移植。异基因造血干细胞移植后再次复发后仅有少部分患者能选择和耐受二次移植。二次移植疗效取决于患者疾病状态、复发时间、既往化疗强度和体能状态。近年来,采用非清髓性预处理方案进行二次移植可显著降低移植相关毒性和死亡率。

4.分子靶向药物

复发后患者可完善基因突变检测,了解是否出现了新的驱动基因突变,寻找相关靶向药物的联合治疗,如慢性粒细胞白血病患者。新型酪氨酸激酶抑制剂对慢性粒细胞白血病移植后复发的患者取得较好疗效。

供者淋巴细胞输注是目前首选防治移植后复发的过继免疫治疗策略,即将正常供者来源的外周淋巴细胞输注到患者体内,以移植物抗白血病效应,继而彻底清除患者体内的白血病残留细胞。供者淋巴细胞输注之前可联合化疗以降低肿瘤负荷,以助于提高供者淋巴细胞输注疗效。但供者淋巴细胞输注仍有其局限性,可引起输注相关移植物抗宿主病和骨髓造血功能障碍,以及继发重症感染等风险。

5.新型细胞免疫治疗

CAR-T细胞免疫疗法的出现开创了细胞免疫治疗新时代,如嵌合抗原受体T细胞免疫疗法治疗异基因移植后复发的CD19$^+$B淋巴肿瘤患者,取得了明显疗效。但嵌合抗原受体T细胞免疫疗法仍有诸多难题需要解决,如嵌合抗原受体T细胞免疫疗法靶点仅能覆盖部分白血病患者,其在体内的长期疗效有待验证,同时存在脱靶效应和神经毒性等。

总之,现在有较精准的监测手段,能够及时了解移植后早期复发倾向。在防治移植后复发方面,也有先进的技术措施,用以挽救患者。该方面的研究仍在不断研究探索之中。

(重庆医科大学附属第二医院　邓建川)

2.8　为什么移植后血型会变?

2.8.1　什么是 ABO 血型?

至今为止,人们已发现了43个血型系统,ABO血型系统是人类血型系统中抗原性最强的一个血型系统。ABO血型系统由第9号染色体上的A、B和O 3个等位基因控制,每对染色体分别由两条单染色体组成,其中一条来自父亲,另一条来自母亲,所以人的血型是由父母遗传基因决定的。人类的血型根据红细胞表面有无抗原A、B和Rh因子来区分,可分为A型、B型、AB型和O型4型(图2.7),所以血型与红细胞表面抗原直接相关。

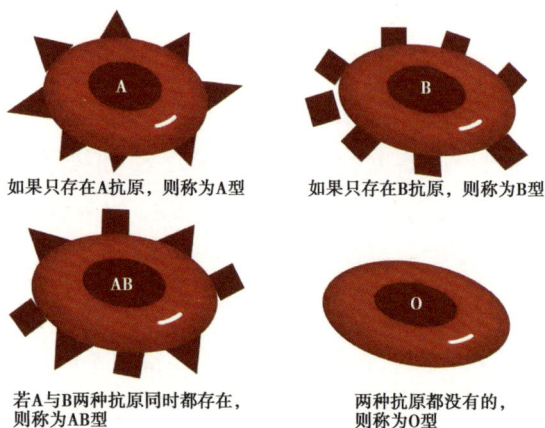

如果只存在A抗原，则称为A型

如果只存在B抗原，则称为B型

若A与B两种抗原同时都存在，
则称为AB型

两种抗原都没有的，
则称为O型

图 2.7　ABO 血型

2.8.2　异基因造血干细胞移植后血型为什么会转变？

　　血型是由特定的遗传物质决定的，就像种瓜得瓜、种豆得豆一样，一经确定就不会自行改变。但是在特殊情况下，人的血型却可以发生改变，其中的一个特殊情况就是异基因造血干细胞移植后的血型改变。人如果患了血液病，如白血病、恶性淋巴瘤、再生障碍性贫血等，需要移植他人的造血干细胞，移植后患者（受者）的血型就可能改变为供者血型。

　　异基因造血干细胞移植是将正常人的造血干细胞移植到患者体内，以达到重建造血及免疫系统的目的。造血干细胞具有分化出各种血细胞的能力，这里的"造血"就是指"造"出新的血细胞。

　　ABO血型不合不是造血干细胞移植的禁忌证。国内外的资料显示ABO血型不合对造血重建、移植物抗宿主病、复发和长期无病生存率均无影响。但是，移植造血干细胞后，由于患者自身的造血干细胞功能逐渐退化以致完全丧失，红细胞不断衰亡，由移植供者的造血干细胞行使造血功能，于是新生成的血液红细胞和白细胞就成为受者血液中的成分，其红细胞上的抗原也发生了变化，成为供者的抗原。受者血清中原有的抗体（血清凝集素）逐步消失，血型慢慢变为供者的血型。严格来说，这已经不是"血型的转变"，而是"血型的替换"。

ABO血型不合并不影响造血干细胞的植活，也不会明显增加移植物抗宿主病的发病率和严重性。但在移植后血型转换期，患者ABO血型血清学表达与普通正常人存在较大的差异，即患者的红细胞不断衰亡，原有的血清凝集素及血型抗体逐渐消失，逐步转变为供者血型。在血型转换期，血常规指标可能会下降，部分患者可能需要红细胞和血小板输注作为支持治疗来取得移植的成功。血型转换期血型血清学的这种特殊性会给患者带来一定的困扰，如可能给部分患者带来溶血性反应和红细胞再生障碍等。ABO血型主要不合移植后纯红细胞再生障碍性贫血（纯红再障）的发生率约为30%，以A型供O型血型不合发生最多。移植前受者体内对供者的异体血型抗体滴度越高，移植后纯红再障的发生概率越高。此类患者移植后贫血可持续数周至数月之久。

供、受者之间ABO血型不合造血干细胞移植后血型转换的时间多为干细胞回输后的60~120 d。在ABO血型不合的异基因造血干细胞移植过程中，输血需严格区别对待。

（遵义医科大学附属医院　任明强）

2.9　什么是双次自体移植?

"你家老王不是才做完移植没多久么? 咋又要做哦?"

"我也搞不懂, 医生说我们这个病需要做两次移植。"

"我和医生还是熟人, 咋不喊我也做两次呀?"

这些问题听起来是不是很耳熟? 与其问病友, 不如问大夫, 今天我们就一起来了解一下, 什么是双次自体移植? 为什么要做双次自体移植? 哪些患者能从双次自体移植中获益?

2.9.1　什么是双次自体移植?

双次自体移植又被称为串联自体移植(tandem autologous transplantation), 指在6个月内连续进行两次自体造血干细胞移植。前面已经提及, 自体移植, 本质上就是在预存的自体造血干细胞支持下进行超大剂量放化疗, 从而更彻底地清除肿瘤细胞, 以达到更深层缓解, 延长无病生存时间。简单来讲, 自体移植分为3步: 采集自体造血干细胞(留好健康的种子); 化疗预处理(清理掉田里的所有杂草); 回输干细胞(把种子种回去)。双次自体移植, 就是在第一次种回去长好之后, 把上次残留的野草根进一步清掉。两次移植间隔时间不能太短也不能太长, 间隔太短(<2个月), 各个脏器还没从第一次的清理中恢复过来; 间隔太长(>6个月), 之前剩的杂草根又重新疯长, 不容易清理干净, 而且-80 ℃冻存的自体造血干细胞的活性可能也会下降。两次移植的预处理方案可以相同也可以不同，这就好比除草，有时可以直接放火焚烧，有时可以针对性地喷洒药物，当然最好能具有针对性，适合个体的才是最好的。

2.9.2　为什么要做双次自体移植？

为什么要做双次自体移植呢？因为有时候靠单次自体移植的预处理剂量不足以清理干净肿瘤细胞。那医生能否加大药量，一次搞定？这就跟减肥一样，一个60 kg的人，一周瘦30 kg可能就进医院了，但若是分两月瘦下来多半没事。而且分两次做，医生还能通过对第一次移植的耐受性及移植后的效果评估，个体化调整第2次移植的预处理方案，争取更好的疗效和更低的风险。第一次效果好，不良反应能耐受，那就同样的方案再来一次；效果不好或者出现了严重并发症，那可能就需要换个方案了。双次自体移植相较单次自体移植能进一步巩固疗效；同高强度的异基因造血干细胞移植相比，也可降低与移植相关死亡风险的概率。

既然双次自体移植那么好，为什么医生并没有推荐所有患者做双次呢？还是以减肥为例，有些人减10 kg身材就很标准了，有些人则需要减掉20 kg才够。同样是淋巴瘤，有些类型相对惰性，一次移植就可以了，有些类型侵袭性高，需要两次自体移植才能达到更好的治疗效果。那么，哪些病最好做双次自体移植呢？简单来讲，凡是能从自体移植中获益，做一次又不容易达到深层次缓解的疾病都可以考虑做双次自体移植。例如高危多发性骨髓瘤患者，一篇综合了6项随机对照研究的Meta分析显示，双次自体移植可使更多的初诊多发性骨髓瘤患者获得部分缓解及以上的疗效，提升无进展生存时间，同时也不会增加患者的治疗相关死亡概率。2018年的一项来自意大利的Ⅲ期临床试验表明，对于携带t（4，14）和（或）del（17p）的高危骨髓瘤患者接受双次自体移植，患者10年总生存率由单次自体移植的20%提高到43%。另外，对于单次自体移植疗效欠佳的T淋巴母细胞淋巴瘤进行双次自体移植也能够达到增强疗效的目的。由陆军军医大学第二附属医院牵头的全国多中心临床研究显示，进行双次自体移植能够将3年无进展生存率由单次自体移植的46.9%提升至73.5%。再者，对于复发难治的霍奇金淋巴瘤，美国一项多中心研究显示，双次自体移植后患者5年无进展生存率为55%，总生存率达到84%。此外，对于非血液系统的高危神经细胞瘤、胚胎性脑肿瘤等患者也有报道能从双次自体移植中获益。

当然，双次自体移植意味着需要采集相对更多的自体造血干细胞，两次移植的总费用也较单次自体移植有所增加。因此，医生会根据患者疾病类型、干细胞采集情况、移植并发症风险及患者所能获取的社会支持等情况，综合评估，为患者推荐更适合个人的治疗方式。

（陆军军医大学第二附属医院　刘雨青）

第三章

"移" 风易俗

3.1　你不认我，我不认你——这就是排异

异基因造血干细胞移植是治疗多种血液系统疾病的有效办法，但移植后可能发生移植物抗宿主病，俗称"排异"。排异是指异基因供者淋巴细胞攻击受者组织，从而产生器官损害的临床综合征，是移植主要合并症和常见死亡原因。

3.1.1　为什么会发生移植物抗宿主病？

通俗来讲，当供者移植物进入患者体内后，供者和受者作为不同的个体，其人类白细胞抗原存在差异，两者"你不认我，我不认你"，供者移植物中的淋巴细胞会对受者脏器发动攻击，从而给受者造成器官损害。

发生移植物抗宿主病的危险因素很多，包括移植类型（同胞全相合、非亲缘供者或单倍体相合供者移植）、人类白细胞抗原不合位点数量、供受者性别不同（如女性供者供给男性患者）、预处理方案强度、移植后预防移植物抗宿主病

方案等。在我国的研究中,异基因造血干细胞移植后中度和重度急性排异发生率为13%~47%。同胞全相合移植患者也存在排异反应,而半相合移植患者排异是否一定比同胞全相合移植患者程度重?早期研究提示,半相合移植后移植物抗宿主病发生率高于同胞全相合移植,但经过专业移植中心优化供者选择和抗排异药物分层预防的大量资料显示,在同胞全相合、非亲缘供者及半相合3种移植类型中,重度急性排异发生率并无明显差别。

移植物抗宿主病的简单机制如图3.1所示。

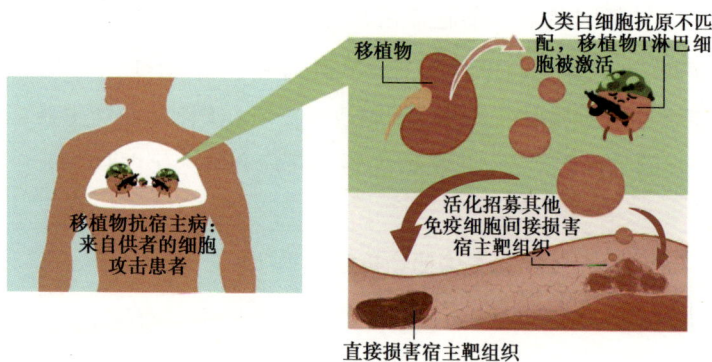

图 3.1　移植物抗宿主病的简单机制

3.1.2　移植物抗宿主病的临床表现有哪些?

移植物抗宿主病主要分为急性、慢性2种类型。急性移植物抗宿主病(俗称为"急性排异")通常发生在移植100 d以内或减停抗排异药物后,也可发生于输注供者淋巴细胞后;

而慢性移植物抗宿主病(俗称为"慢性排异")多发生在移植100 d之后。另外,还有二者并存的重叠综合征,即急性排异临床表现和慢性表现同时存在。

急性排异主要累及皮肤、胃肠道和肝脏。其中,皮肤是最常累及的器官,最常表现为斑丘疹,经典的皮肤排异多开始于头颈部、耳后、面部、上身,并累及手心、脚心,开始症状不明显或伴轻度瘙痒和疼痛。重度皮肤排异可扩展至全身,甚至出现水疱或表皮剥脱。胃肠道是急性移植物抗宿主病第二个容易累及的脏器,轻度的表现为恶心、呕吐或食欲不振,多数表现为腹泻,早期腹泻多为绿色黏液或水样便,严重时可伴有血便和肠梗阻表现。肝脏受累在急性排异中发生率不足20%,可出现胆红素、转氨酶升高等情况。

慢性排异发生率为30%~70%,可以累及一个脏器,也可以从皮肤累及各个脏器,表现多种多样,个体差异大。有的患

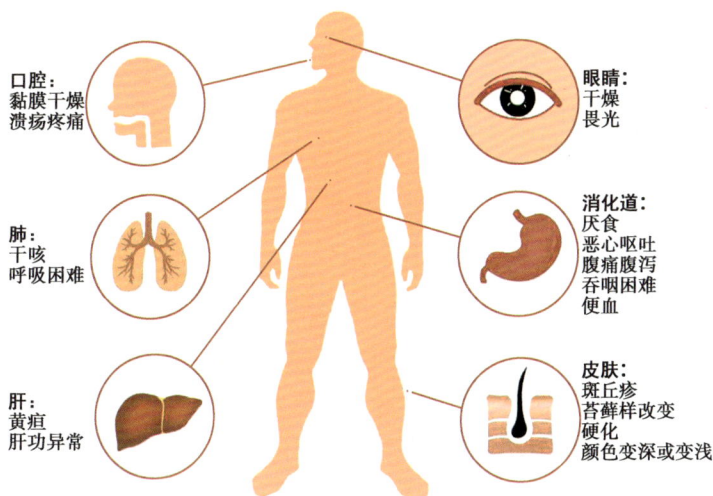

口腔:
黏膜干燥
溃疡疼痛

眼睛:
干燥
畏光

肺:
干咳
呼吸困难

消化道:
厌食
恶心呕吐
腹痛腹泻
吞咽困难
便血

肝:
黄疸
肝功异常

皮肤:
斑丘疹
苔藓样改变
硬化
颜色变深或变浅

图 3.2 慢性移植物抗宿主病表现

者病程迁延时间长，如果不经过规范救治，轻则影响生活质量，重则影响远期生存。慢性排异最常累及的是皮肤、毛发、指甲、口腔、肝脏、眼睛、胃肠道、生殖器、关节筋膜或骨关节等，图3.2所示为慢性移植物抗宿主病的表现。

3.1.3　移植物抗宿主病如何治疗？

移植物抗宿主病的治疗贵在早期发现和及时治疗，因此患者移植后有异常反应尽早告知医护人员，不要盲目等待和乱用药物；当怀疑急性或慢性排异时均需要寻求专业移植医生的处理和帮助。目前的治疗药物主要包括各种免疫抑制剂。基础的免疫抑制剂包括环孢素、他克莫司等，如发生急性排异，需采用一线治疗，即在基础免疫抑制剂的基础上加用糖皮质激素，如疗效不佳，需采用二线治疗，治疗药物包括巴利昔单抗、芦可替尼、吗替麦考酚酸酯等。出现急性皮肤排异时还需加强局部护理、保持清洁；急性肠道排异时需要重视胃肠道休息、减少或停止经口摄入，同时加强胃肠道外营养支持治疗。慢性排异的治疗目前有很多新药涌现，如英夫利西单抗、芦可替尼、伊布替尼等，均显现出良好疗效。慢性排异治疗药物通常起效慢、治疗需维持较长时间。在免疫抑制剂治疗排异期间，需加强感染预防，定期移植专科门诊随诊。

总之，移植物抗宿主病的发生是由于供受者之间"你不认我，我不认你"，进而使供者移植物中淋巴细胞发动对受者细胞的攻击引起的器官损害。随着治疗手段的日新月异，移植患者排异的治疗效果和远期生活质量已经大大得到改善。

（北京大学人民医院　张晓辉，付海霞）

3.2　一文教你"玩转"造血干细胞移植的抗排异药物

移植无小事，排异又是移植过程中的头等大事，因此，排异的防治是保证移植进程和良好效果的重要环节。下面就认识一下防治排异的这些重要药物。

3.2.1　钙调神经磷酸酶抑制剂

钙调神经磷酸酶抑制剂是预防和治疗排异的最重要的武器，包括环孢素、他克莫司等，其中环孢素应用较多。钙调神经磷酸酶抑制剂主要通过抑制T细胞等实现免疫抑制，从而控制供者淋巴细胞对受体组织的攻击。一般从移植预处理期间就开始应用环孢素预防排异，但因为预处理期间大多数患者有胃肠道反应，因此早期一般输液给药，胃肠道反应消失后可改为口服。环孢素在给患者强大的支持同时，也可能带来很多不良反应，包括感染、肝肾功能异常、胃肠反应、高血压、高脂血症、震颤、头痛、多毛、肌痛、继发肿瘤等。不过也不用过于担心，通过监测和剂量调整，将血药浓度控制在合理范围内，可有效减少环孢素带来的副反应。另外，在环孢素无法耐受的情况下，也可以用他克莫司等替代。

3.2.2　抗胸腺细胞球蛋白

抗胸腺细胞球蛋白是防治排异的"多面手"，是具有多样免疫调节作用的多克隆抗体，具有强效免疫抑制作用，不仅可以抑制患者免疫功能，保障供体细胞的植入，而且可以起到去除移植物中T细胞，从而降低排异风险的作用。半相合移植能够实现抗胸腺细胞球蛋白的作用。但抗胸腺细胞球蛋白也存在一定临床风险，包括输注后常见发热、寒战、腹泻、皮疹、头痛甚至低血压/休克，同时还会增加感染和肿瘤风险。输注前需要给予糖皮质激素，以预防输液反应，增加患者耐受性。

3.2.3　霉酚酸酯

霉酚酸酯也是一种阻止T细胞活化的药物，同时可抑制抗体产生。和钙调神经磷酸酶抑制剂、抗胸腺细胞球蛋白的免疫抑制作用比起来，霉酚酸酯效果较弱，但其副作用相对较小，主要用在联合治疗方案中，或患者不能耐受钙调神经磷酸酶抑制剂时的替代治疗。

3.2.4　糖皮质激素

即使已经用了钙调神经磷酸酶抑制剂、抗胸腺细胞球蛋白这些强大免疫抑制武器，但有时供者的淋巴细胞仍能够活跃起来攻击受者组织，这时就需要糖皮质激素出场。糖皮质激素具有抗炎和溶解淋巴细胞的双重作用。在钙调神经磷酸酶抑制剂基础免疫抑制的基础上加用糖皮质激素进一步压制淋巴细胞对受者组织的攻击,是目前治疗急性和慢性移植物抗宿主病的标准一线方案,可快速起效。其副作用包括高血糖、高血压、消化性溃疡、肌无力、向心性肥胖、骨质疏松等。

3.2.5 巴利昔单抗(CD25 单抗)

如果加用糖皮质激素仍然无法控制急性排异反应,巴利昔单抗是相对常见的二线选择。巴利昔单抗能定向拮抗表达在T细胞上的白细胞介素-2受体(CD25抗原)、阻断T细胞增殖。巴利昔单抗靶点单一,副作用小,有效率高,但起效较慢,通常2周左右起效。

3.2.6 芦可替尼

芦可替尼是近年来刚加入的抗排异成员,但其强大作用使其在一众药物中崭露头角。芦可替尼通过抑制免疫活化相关的重要细胞因子发挥作用,对急性和慢性排异均有效,但使用时需关注其感染和血象降低的副作用。

3.2.7 移植后环磷酰胺的应用

环磷酰胺是体内去除T细胞治疗的代表性药物之一。其对于异体反应性T细胞的作用特点具有选择性，并且价格低廉的优势。半相合移植后可在输注干细胞后应用环磷酰胺预防排异反应。使用环磷酰胺患者常有恶心、呕吐等胃肠道反应，其可引起血细胞下降、出血性膀胱炎和伴有生殖毒性，甚至有致癌风险。

3.2.8　西罗莫司

西罗莫司可抑制效应T淋巴细胞，具有广谱抗细胞因子作用，与环孢素、他克莫司有协同作用，可用于难治性排异的联合治疗中，但也需要监测血药浓度控制其副作用（如增加感染风险等）。

3.2.9　英夫利西单抗

英夫利西单抗是抗肿瘤坏死因子的单克隆抗体，可阻断体内多种炎性因子，可用于其他药物无效的挽救性治疗。

总之，移植后排异反应发病机制复杂，表现多样，"玩转"抗排异药物（表3.1），认识其作用及副作用，才能有效控制排异，改善移植预后。

表3.1 移植常用抗排异药物

药物名称	副作用	使用时间/预防	护理
抗T细胞免疫球蛋白	寒战、高热；过敏，如皮疹，血压及血氧降低，头晕、头痛	预处理期间：−5 ~ −2 d总共使用 4 d	用药前给予抗过敏药物；寒战时注意保暖，防止感冒；出汗时，多喝水，防止脱水，血压降低；密切监测体温，大量出汗时擦干腋窝后测量体温；配合护士完成抽血培养等化验；及时使用退热药(口服、静脉)；使用抗生素预防感染
甲氨蝶呤	口腔、食道及胃黏膜溃疡，严重时影响进食和饮水	回输后 +1 d、+3 d、+6 d、+11 d	亚叶酸钙漱口液含漱；用鼓漱法漱口两次吐掉，第 3 次在口腔含 3 min 后慢慢咽下，预防咽部及食道黏膜损伤；白天应每 1 h 含漱一次，晚间酌情尽量每 2 h 含漱一次。24 h 全部漱完，次日更换新的
巴利昔单抗	血压高；血氧饱和度降低；免疫抑制	+4 d、+8 d，输入时间 20 ~ 30 min	输注过程全程看护；配合护士监测血压；不适及时告知护士
环孢素A他克莫司	血压高、头晕、头痛；环孢素会引起毛发多、痤疮、色素沉着等不良反应	预防：监测血药浓度、监测肝肾功能变化	监测生命体征，尤其是血压；关注头晕、头痛不适；关注肢体有无自主震颤、抽搐等；不适及时告知护士

（北京大学人民医院 张晓辉，付海霞）

3.3 必须重视移植过程中病毒感染的问题

异基因造血干细胞移植后患者需经历造血重建和免疫重建过程。在重建之前，患者免疫力低下，容易合并各种感染。相对于细菌和真菌感染，病毒感染的诊断和治疗目前存在一定局限性，尤其在免疫功能低下患者中具有更高的致死率。因此，必须重视异基因造血干细胞移植过程中病毒感染的问题。

3.3.1 哪些是移植过程中病毒感染的危险因素？

异基因造血干细胞移植后病毒感染包括原发性感染以及潜伏病毒的再激活。影响移植后病毒感染的危险因素包括移植前供受者病毒感染史、移植类型、预处理与移植物抗宿主病预防方案和移植后相关因素等。移植后免疫重建的情况对移植后病毒感染，特别是潜伏疱疹病毒的再激活至关重要。异基因造血干细胞移植患者因移植后需使用免疫抑制剂预防移植物抗宿主病，其病毒感染的发生率明显高于自体造血干细胞移植。移植后病毒感染可伴随移植物抗宿主病加重，严重影响患者疾病进程。

常见感染部位及病毒如图3.3所示。病毒遍布人体的每个角落。图3.3是一些RNA和DNA病毒的变种，其中一些会导致人类疾病。一些病毒更喜欢待在人体的一个固定位置，而还有一些喜欢在人体内传播。

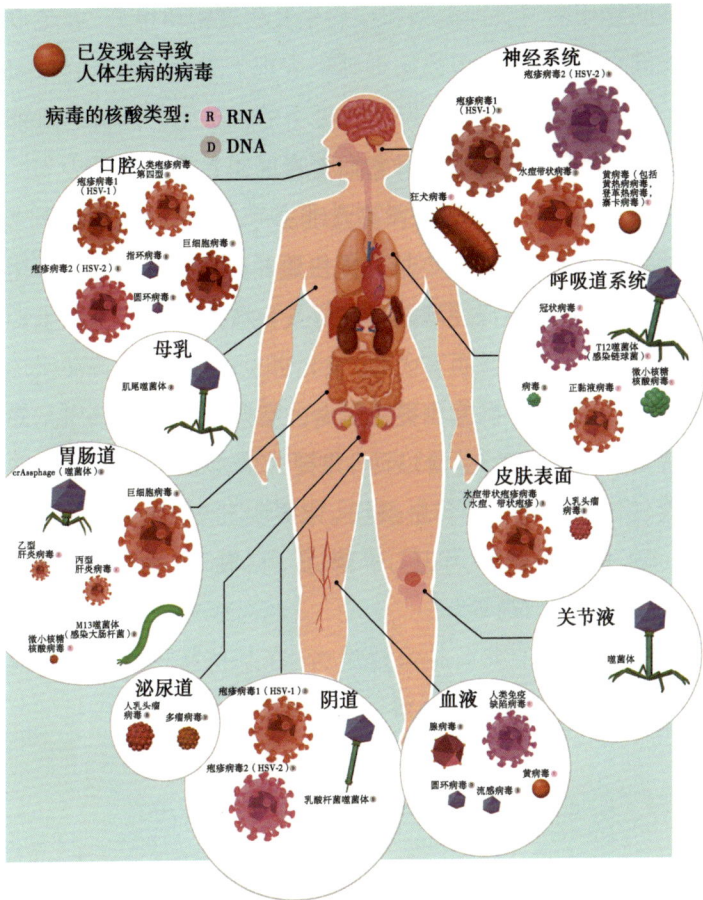

图 3.3　常见感染部位及病毒

3.3.2　移植过程中的病毒感染会有哪些表现？

有数据显示，疱疹病毒和社区获得性呼吸道病毒是异基因造血干细胞移植后病毒感染最常见的两种病原体。病毒感染的致死率与病毒类型和疾病累及程度密切相关。在免疫功能健全人群中，大多数病毒感染表现为无症状或亚临床表现，具有自限性。而在免疫功能低下的人群则可能引起致死性疾病。病毒感染相关的可能临床表现如下：

①发热：最为常见，可表现为低热或持续高热。发热可见于各种病毒感染，异基因造血干细胞移植后发热常见于巨细胞病毒、EB病毒、人类疱疹病毒6型、流感病毒和新冠病毒等感染。

②病毒感染相关脏器的表现：呼吸道感染最常见，如病毒性肺炎，其次是胃肠炎、中枢神经系统感染、出血性膀胱炎、肝炎、眼炎、皮疹等。累及不同脏器会有相应的临床表现，如咳嗽、气喘、腹痛、腹泻、头痛、癫痫、血尿或肝功能转氨酶和胆红素升高等。

③病毒感染继发肿瘤性疾病：在某些特殊情况下可发生，如EB病毒相关移植后淋巴细胞增殖性疾病。

3.3.3 如何诊断和治疗移植过程中的病毒感染？

病毒感染的临床表现呈多样性和非特异性，需要综合流行病学、临床表现、实验室辅助检查及影像学检查结果。快速抗原检测方法主要应用于呼吸道病毒，如流感病毒、副流感病毒、腺病毒、呼吸道合胞病毒等。近年来，聚合酶链式反应和二代测序技术可更敏感地识别不同标本（包括血样、组织液、脑脊液等）的感染病原体。

对于巨细胞病毒和EB病毒，当出现病毒血症时，需要迅速响应,采用抗病毒药物进行抢先治疗,可显著降低患者病毒脏器侵犯和病死率。对于呼吸道病毒,包括流感病毒和新冠病毒等,也需在症状出现后尽早开始治疗。目前造血干细胞移植后病毒感染主要治疗包括特异性抗病毒药物、免疫治疗、对症治疗等。抗病毒药物包括针对单纯疱疹病毒的阿昔洛韦、膦甲酸钠,针对巨细胞病毒的更昔洛韦、膦甲酸钠,针对呼吸道合胞病毒的利巴韦林,针对腺病毒的利巴韦林、西多福韦等,针对流感病毒的奥司他韦,针对新冠病毒的奈玛特韦/利托那韦、莫诺拉韦等。然而相对于抗菌药物,抗病毒药物的种类和疗效仍十分有限。免疫治疗的目的是恢复患者对病毒感染的免疫功能,具体方法包括:减停免疫抑制剂、病毒特异性细胞毒性T淋巴细胞输注和供者淋巴细胞输注,但这些治疗都存在一定的局限性。治疗时机对于疗效和预后至关重要,早期治疗可显著降低病毒感染所致的病死率。

3.3.4 如何预防移植过程中的病毒感染?

预防病毒感染是减少移植后病毒感染相关死亡的关键。移植前应对供者和受者进行常见病毒的IgM、DNA或RNA检测。对于病毒血清学阴性的受者尽可能选择相应血清学阴性的供者及献血员,以降低病毒血液传播的可能。对近期尚有活动性病毒感染的移植受者、供者进行病毒清除,可降低移植后病毒感染的发生率。移植住院期间应进行严格的感染控制,降低院内获得性感染的风险。对于社区获得性呼吸道病毒感染,控制其在院内传播极为重要,措施包括感染患者的隔离和严格的消毒等,流行季节对造血干细胞移植患者进行药物预防可能有效。在日常生活中,注意个人卫生,勤洗手洗脸,避免用手或衣袖直接擦眼睛、鼻子和嘴巴,外出时应戴好口罩,注意食品卫生,不要吃生食,不要与他人共用餐具,减少人员聚集。在移植过程中使用阿昔洛韦预防单纯疱疹病毒和带状疱疹病毒感染。近年来,一些新药开始应用于预防病毒感染,例如来特莫韦可用于异基因造血干细胞移植后预防巨细胞病毒感染。

综上所述,必须给予造血干细胞移植后病毒感染足够的重视,预防和抢先治疗可降低病毒感染的发生率,早期诊断和及时治疗是改善预后的关键。

（北京大学人民医院　张晓辉,付海霞）

3.4　难言之隐——口腔黏膜炎

患者:"医生,我嘴好痛,你帮我看看里面怎么了?"

护士:"冯医生,88床口腔溃疡,嘴烂得一塌糊涂,影响进食,想请你指导一下,下一步该怎么处理?"

作为一名造血干细胞移植医生,类似这些关于嘴烂到"茶不思饭不想""不是我不想吃,而是我不敢吃"的话题,早已经耳熟能详。那么究竟是什么原因导致患者"烂嘴巴"呢?

下面让我们一起走近这个"熟悉的陌生人"——口腔黏膜炎。

3.4.1 什么是口腔黏膜炎?

口腔黏膜炎是肿瘤放化疗过程中出现的常见的不良反应,表现为口腔黏膜不同程度的炎症改变、干燥、敏感、疼痛、溃疡等不适症状,黏膜炎症可增加全身严重感染的风险,最终导致抗肿瘤治疗的中断,影响化疗方案的效果。因此,放化疗期间的口腔黏膜炎的管理很重要。研究显示,每4个造血干细胞移植患者中约有3个会出现不同程度的口腔黏膜炎。患者的舌面、齿龈、口腔内壁、口唇等部位出现发红、肿胀、触痛和溃疡(图3.4),有的患者疼痛难忍、难以进食,严重影响生活质量,甚至由此引发全身感染。因此,造血干细胞移植患者口腔黏膜炎的预防和护理是临床应高度重视的问题。

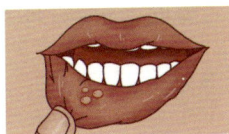

图 3.4　口腔溃疡

WHO制定的口腔黏膜炎分类见表3.2。

表3.2　WHO制定的口腔黏膜炎分类

级别	分级标准
0 级	无症状
Ⅰ 级	口腔黏膜出现红斑,伴有疼痛,但不影响进食
Ⅱ 级	口腔黏膜出现红斑、溃疡,但能进固体食物
Ⅲ 级	口腔黏膜出现严重的红斑和溃疡,不能进食固体食物
Ⅳ 级	溃疡融合成片,有坏死,不能进食

3.4.2 造血干细胞移植患者发生口腔黏膜炎的主要原因有哪些？

一是预处理的直接损伤作用：患者在回输造血干细胞之前会接受超大剂量化（放）疗（医学上称"预处理"），这主要是为后续移植造血干细胞做准备，但预处理的威力强大，会直接或间接（如导致叶酸代谢障碍）损伤身体内的黏膜组织，口腔黏膜就是其中之一，严重者可伴有消化道其他黏膜组织的糜烂和溃疡。

二是在黏膜受损基础上发生的局部感染。黏膜组织就像我们身体的屏障，当其受损时，各种病原菌（最常见的是链球菌）就容易乘虚而入；而预处理后有段时间患者的白细胞计数会降到非常低，甚至接近于零，身体对各种病原体的攻击毫无还手之力，这会进一步加重感染。

除此之外，造血干细胞移植患者由于使用抗生素等治疗，容易引起患者体内菌群失调，导致某些病原菌异常繁殖；加上恶心呕吐导致进食不足，容易引起口腔内环境变化；还有些患者本身口腔卫生就不理想，或者原来有吸烟饮酒史，这些因素相互叠加，导致相当大比例的造血干细胞移植患者会发生口腔黏膜炎。

3.4.3 如何预防口腔黏膜炎的发生？

1）移植前

进行全面的口腔检查，任何龋齿、残牙、牙龈疾病都应该得到正确的处理，以去除发生口腔黏膜炎的潜在隐患。

2）移植过程中

漱口和口腔护理是预防口腔黏膜炎最重要的方法。以下预防措施适用于从预处理开始至离开移植舱。

①漱口。我们常说"饭前洗手，饭后漱口"，饭后立即漱口效果最佳，此时牙缝、牙龈等部位残存的食物残渣和软垢还未黏附牢固，此时把水含在口中来回鼓漱，能轻松地去除异物和细菌。口腔黏膜炎患者应在三餐前后及睡前使用清水漱口后，再使用漱口液漱口。

a.漱口液漱口：晨起、进食后、睡觉前分别用口泰和碳酸氢钠溶液交替漱口。为避免引起恶心呕吐，进食后漱口液漱口建议在餐后半小时进行。目前临床选用的漱口液多种多样，各移植中心有自己常用的漱口液套餐。根据陆军军医大学第二附属医院血液病医学中心的经验，使用康复新液+GCSF冰块含化的冷冻疗法，具有良好预防重度口腔黏膜炎的效果，且安全无不良反应。

b.漱口方式：将15～20 mL漱口液含入口内，紧闭嘴唇，鼓动两颊及唇部，使水在口中充分接触牙面、牙龈和口腔黏膜；利用水的冲力，反复冲洗整个口腔，漱口后漱喉咙，头后仰漱15 s左右吐出，如此重复几次即可，具体如图3.5所示。

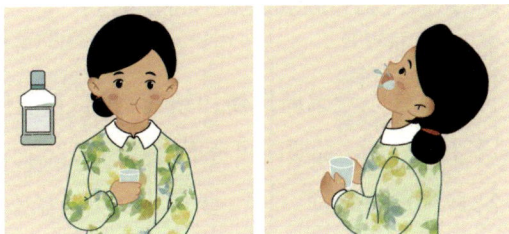

图 3.5　漱口方式

②口腔护理。进餐后护士会进行口腔护理（如使用0.05%洗必泰棉球）。每次护理时护士还会观察口腔黏膜的情况，以便及时发现问题、尽早处理。

③饮食。鼓励进食进水，避免过热、辛辣或骨渣鱼刺等粗糙的食物。

3.4.4 口腔黏膜炎治疗和护理

（1）口腔护理

使用短波紫外线治疗仪照射溃疡处，起到杀菌、消炎、止痛的作用。

针对不同病原菌给予相应的治疗：如口腔黏膜出现白斑或怀疑真菌感染，可将制霉菌素和碘甘油混匀后用无菌棉签涂抹于患处；如出现唇周疱疹或怀疑病毒感染，可将无环鸟苷与碘甘油混匀后涂抹在患处。

细胞因子和生长因子局部使用：如重组人粒细胞巨噬细胞集落刺激因子漱口液或冰盐水加重组人白细胞介素-11漱口液含漱可直接刺激口腔黏膜上皮细胞等的生成或再生，促进溃疡愈合，从而降低口腔黏膜炎的持续时间。

（2）疼痛护理

疼痛剧烈时首先考虑局部使用镇痛药物，目前使用最多的是2%利多卡因含漱，必要时可考虑全身用药。

（3）饮食和营养支持

口腔黏膜炎患者因为疼痛往往不愿意进食，但经口进食饮水不但有利于保持胃肠功能，还有助于维持正常的口腔环境，因此建议患者尽量克服困难经口腔进食。疼痛剧烈时，进食前可使用利多卡因漱口后再进食。

发生口腔溃疡时应以温度适宜的半流食和流食饮食为主，尽量补充高热量、高蛋白的食物（如鸡蛋羹、肉泥、蔬菜粥、鱼肉蔬菜粥等）；避免食用太热、辛辣或粗糙的食物。

有些患者实在进食困难，医生会根据患者的情况给予肠内营养粉支持或静脉输注营养液（医学上称"肠外营养支持"）。

通过以上介绍，相信大家对口腔黏膜炎已经有了一定的认识。口腔黏膜炎对患者的身体、心理均会造成严重影响，也会影响患者治疗的依从性和疗效，相信在大家的共同努力下，通过医护人员的干预，在一定程度上会减轻黏膜炎的严重程度和发生率，让我们告别"烂嘴巴"，最大限度地为造血干细胞移植的成功保驾护航！

口腔溃疡患者饮食建议如图3.6所示。

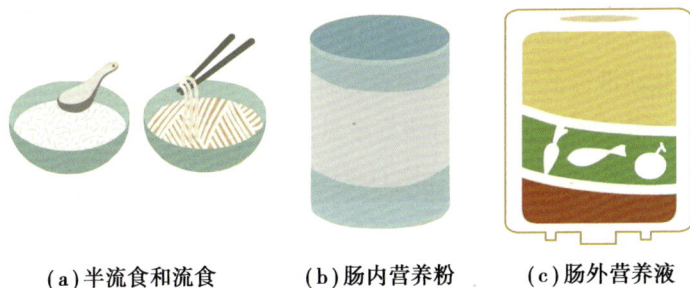

(a)半流食和流食　(b)肠内营养粉　(c)肠外营养液

图3.6 口腔溃疡患者饮食建议

（陆军军医大学第二附属医院　冯一梅，孙恒蕊）

3.5 移植各阶段不一样的"血尿"

血尿即指小便里面有红细胞，通常伴有轻重不等的小便时尿道疼痛，重者如刀割，轻者如针刺，让人痛苦不堪。在部分造血干细胞移植术后的患者中会出现血尿的症状，严重的患者甚至会出现血凝块阻塞尿路。同样的血尿症状，发生在移植的不同阶段，其原因和处理也不一样。下面带大家了解一下移植各阶段不一样的"血尿"。

3.5.1 移植预处理期间为什么会出现血尿？

在移植预处理化疗期间及化疗后72 h内也就是造血干细胞移植早期出现的血尿，通常与化疗药物的损伤相关，特别是预处理化疗中的大剂量环磷酰胺，它的代谢产物丙烯醛可以造成膀胱黏膜的损伤，引起出血性膀胱炎发生，导致患者出现血尿症状。长期使用马利兰也可引起出血性膀胱炎。因药物导致的血尿症状通常较轻，持续时间较短，通过药物解救、补液、碱化尿液等治疗，大多数患者的血尿症状很快就能得到控制。

出血性膀胱炎的分级标准见表3.3。

表3.3 出血性膀胱炎的分级标准

HC	血尿
0度	无血尿
I度	镜下血尿
II度	肉眼血尿
III度	肉眼血尿伴小血块
IV度	肉眼血尿，需采取措施清除血块防止尿路阻塞

3.5.2 移植骨髓抑制期为什么会出现血尿?

发生在患者造血重建之前的血尿症状,也就是患者血小板低下的那一段时间出现的血尿,通常是由于血小板低下导致泌尿系统出血。通过输注止血药物、血小板等措施,出血症状可得到控制,待患者血小板重建后,血尿症状会逐渐消失。

3.5.3 移植造血重建后为什么还会出现血尿?

最复杂的出现血尿的阶段是造血重建后到移植后100 d以内,这个阶段出现血尿的原因比较复杂、症状较重、持续时间较长。临床上不仅会给患者造成痛苦,同时也会给医生带来治疗上的困扰。其中第一个原因是病毒感染。一般认为移植后病毒感染是迟发性出血性膀胱炎的重要发病因素之一,主要是BK病毒、JC病毒或者巨细胞病毒感染,巨细胞病毒感染是异基因造血干细胞移植后最常见的病毒感染之一,巨细胞病毒相关性出血性膀胱炎是使病毒激活等损伤膀胱黏膜。来特莫韦可有效预防巨细胞病毒激活,一旦通过查血、尿发现巨细胞病毒、BK病毒或JC病毒感染,需要立即给予抗病毒、静脉输注丙种球蛋白提高患者免疫功能治疗。

第二个原因是急性移植物抗宿主病。这也是比较复杂的一个因素,不能通过检查及时发现及诊断,只能排除感染、药物等因素后进行诊断及治疗。出血性膀胱炎是移植物抗宿主病的临床表现之一,供者细胞攻击患者膀胱上皮细胞,导致了出血性膀胱炎的发生。如患者发生了其他部位的移植物抗宿主病时,通常会加大免疫抑制剂的治疗,这也会使病毒更容易感染患者膀胱上皮细胞。临床上采用大剂量糖皮质激素、CD25单抗、芦可替尼等药物进行治疗,同时加强抗病毒治疗。

3.5.4 出血性膀胱炎患者如何护理?

由病毒感染、GVHD导致的出血性膀胱炎通常症状较重,治疗时间较长,除针对病因治疗之外,多饮水、勤排尿、注意外阴清洁等也非常重要。血尿症状很重的患者会通过留置导尿管、持续膀胱冲洗的方法进行治疗,甚至会通过外科膀胱镜下清除血凝块进行治疗。这部分患者在治疗过程中通常感觉非常痛苦,需要进行积极的心理疏导。

还有一个引起血尿的原因就是尿路细菌感染,它可以反复发作、贯穿整个移植过程,多因移植患者免疫功能低下而引起。这类患者的症状以尿频、尿急、尿痛为主,血尿症状较轻,通过抗细菌、水化以及碱化治疗后,症状通常在2周左右可以得到控制。

移植后各个阶段血尿的病因有所不同,治疗过程中血尿程度有反复发作的可能,容易引起患者恐慌(图3.7)。但其实,通过对因、对症治疗以及患者配合,大部分患者的症状都可以得到控制。需要强调的是,病毒感染以及移植物抗宿主病引起的血尿症状往往持续时间较长,症状较重,除了医生的治疗,患者的配合以及坚持同样非常重要。

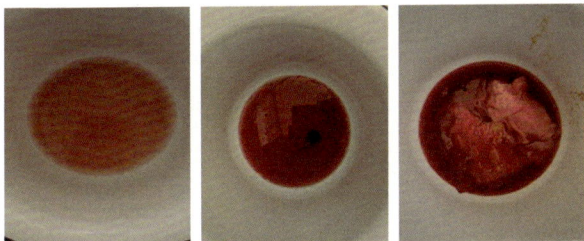

图 3.7　不同程度的血尿

（陆军军医大学第二附属医院　朱丽丹,谢雨彤）

3.6　植不进去怎么办? ——植入失败 / 不良

众所周知,造血干细胞移植是治疗血液系统疾病、遗传代谢性疾病等的有效手段,而供者来源干细胞的造血重建和免疫重建是获得移植成功的基础,也是造血干细胞移植术后患者长期生存的关键。在移植前告知谈话的过程中,很多患者及家属常常会问一个问题:万一供者细胞植不进去怎么办?

3.6.1　什么是植入失败 / 不良?

首先来了解一下造血重建的概念。临床如何判断已经达到了供者细胞造血重建的标准呢? 造血重建的标准包括中性粒细胞植入和血小板植入,中性粒细胞植入是指连续3 d中性粒细胞绝对值≥$0.5×10^9$/L,血小板植入是指在没有输注血小板的情况下，连续 7 d 血小板 ≥ 20×10^9/L，并且通过检测证实是供者细胞来源。如果到了移植后 28 d，外周血中性粒细胞、血小板仍未达到此标准，就称为原发性植入失败。既然有原发性植入失败，就会有继发性植入失败。继发性植入失败是指植入成功达到造血重建标准后，在某些情况下，再次出现中性粒细胞 < 0.5×10^9/L 及血小板 < 20×10^9/L，并伴有供者嵌合状态的丢失或者无复发情况下骨髓中供者细胞嵌合 < 50%。

还有一种情况是植入功能不良，是指移植 28 d 后，患者已经证实为完全供者型植入、原发病处于缓解状态，并且无严重移植物抗宿主病的情况下，中性粒细胞 < 0.5×10^9/L 和血小板 < 20×10^9/L 持续 2 周以上，骨髓检查提示骨髓增生低下。

造血干细胞移植流程如图 3.8 所示。

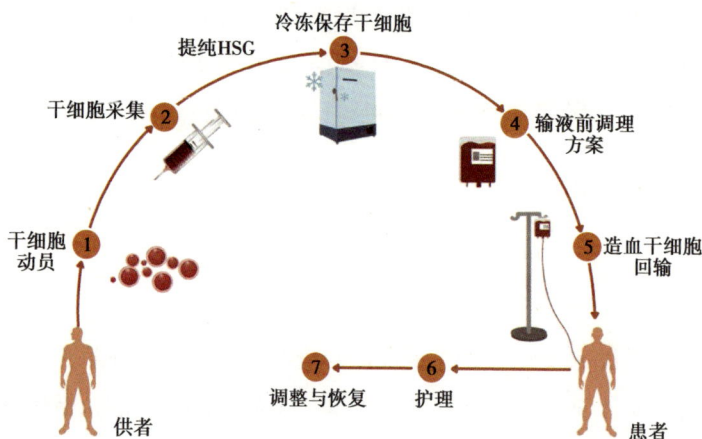

图 3.8　造血干细胞移植流程

3.6.2 为什么会发生植入失败／不良？

在目前的移植条件下，植入失败在移植后很少见，但一旦发生就会非常危险。如果出现植入失败，患者可能会发生与骨髓衰竭相关的感染、大出血等严重危及生命的事件。哪些因素会导致植入失败发生呢？

有研究总结了恶性血液病患者移植后植入不良的发生率为5%~27%。而导致植入失败/不良的常见原因包括以下几个方面：

①输入的造血干细胞数量不达标，即造血干细胞数量不够。有报道显示，在再生障碍性贫血患者中，血小板植入较快与干细胞中含有较高的CD34$^+$、CD14$^+$细胞相关。

②患者体内存在抗供者细胞的特异性抗体，特异性抗体阳性的患者已被证实相较于没有特异性抗体的患者植入时间显著延迟，而且会增加此类患者的移植相关死亡率。

③患者在输注供者干细胞前后出现严重感染，导致体内微环境紊乱，进而影响干细胞的功能和植入，包括早期的巨细胞病毒激活等。

④移植前原发病缓解不佳或疾病复发。

⑤骨髓微环境受损、自身免疫因素等相关因素。

目前已公认抗供者细胞的特异性抗体与植入失败显著相关，其已成为移植前筛选供者的重要指标，所以在移植前应尽可能避免选用抗供者细胞的特异性抗体阳性的供者。如果确实找不到可以替代的供者时，在抗供者细胞的特异性抗体滴度较高时，患者在移植预处理前应进行包括利妥昔单抗、静注人免疫球蛋白、血浆置换、硼替佐米等的相关处理，然后在严密监测供者特异性抗体滴度的情况下，再进行移植，尽可能确保供者细胞的顺利植入。移植过程中如果反复出现巨细胞病毒感染或者巨细胞病毒与EB病毒的共激活，也可以导致继发性植入失败或植入功能不良，所以移植过程中病毒的防控也特别重要。在巨细胞病毒感染高风险患者中，应当进行巨细胞病毒感染的预防，如应用预防作用确切的来特莫韦；针对巨细胞病毒血症，可进行抢先治疗。在出现移植物功能不良时，也需要注意感染的因素，包括细菌、真菌和巨细胞病毒感染等因素。

3.6.3 如何防控植入失败 / 不良？

植入失败会严重影响移植后患者的预后，但由于临床导致植入失败的因素复杂多样，每个人的情况都不一样，因此植入失败是一个世界性难题，目前尚无统一的标准和有效治疗方案来治疗植入不良，临床需根据患者的具体情况进行分析和进行个体化处理。现有的对植入不良的治疗方法包括：应用可促进造血细胞增殖的各种生长因子、间充质干细胞输注、及时而又有针对性的防治感染的措施、供者CD34$^+$细胞输注、二次造血干细胞移植等。特别是对严重全血细胞减少、现有的各种方法疗效不佳的患者，尽早进行二次移植是目前最佳的治疗方式之一，但是二次移植的移植相关死亡率较高，二次移植是否需要更换供者也存在争议。

为了尽可能减少植入失败与植入不良的发生率,移植医生在移植前需要完善人类白细胞抗原配型、抗供者细胞的特异性抗体检测、血液及免疫疾病相关遗传易感基因等检查,筛选出最适合的供者,然后选用个体化的最适当的预处理方案,输注足够的造血干细胞,在移植过程中严密防控各种感染,积极使用促造血生长因子以及间充质干细胞的支持,移植后合理防控移植物抗宿主病的发生等,这些尽可能严谨、精细化和系统性的工作都有利于减少移植植入失败以及植入不良的发生,从而提高移植的成功率。

尽一切可能保证供者干细胞的顺利植入,使每一位患者均能获得移植后的造血重建和免疫重建,进而得以长期生存,是我们每位移植医生的使命和责任。虽然还有很多问题和困难需要解决,但我们一直在努力探索。

(陆军军医大学第二附属医院 陈婷)

3.7 造血干细胞移植术中关于输血的学问

目前,造血干细胞移植已被广泛用于治疗各种血液系统疾病和部分先天性疾病。对于接受造血干细胞移植的患者来说,在造血功能重建前,需要依靠积极的输血支持治疗,以减轻贫血、血小板减少给机体带来的损害和相关风险。移植期间输血和非移植期间输血有什么不同?有哪些需要特别注意的?下面一起来学习相关知识。

3.7.1 移植患者成分输血指征是什么？

在实际临床工作中，对于非造血干细胞移植的普通患者来说，通常将血红蛋白<70 g/L、血小板<20×10⁹/L作为成分输血的指征，以免贫血及出血对患者健康造成影响。

然而，在患者进行造血干细胞移植前，如果输注过多的成分血可能会引发一系列问题。这是因为输注的成分血中含有大量的外来人类白细胞抗原，会刺激患者的免疫系统产生针对HLA的同种异体免疫反应。结果可能导致患者的免疫系统对外来的成分血细胞甚至是造血干细胞产生排斥反应，进而延迟或阻碍后续的造血干细胞植入，导致植入失败。

因此在造血干细胞移植中，患者在接受来自供体的干细胞后，这种免疫反应随时可能发生。为了减少同种异体免疫反应的风险，医生通常会在移植前进行HLA配型，以寻找与患者HLA匹配度较高的供体。此外，使用免疫抑制剂也可以帮助抑制患者免疫系统对供体干细胞的排斥反应。上述这些措施有助于增加移植成功的可能性。此外，在进行造血干细胞移植前，特别是在预处理阶段，医生会非常谨慎地管理输注的成分血量，以避免患者过多接触外来HLA引发的同种异体免疫反应，以从另一方面确保移植的顺利进行。

由于移植患者输血的特殊影响，在整个移植过程中，可将输血适应证指标适当调整，将血红蛋白<60 g/L伴明显贫血症状、血小板<10×10⁹/L伴活动性出血作为移植开始前和移植期间输血的指征更为恰当。多项研究证实，严控输血指征，患者贫血及出血相关发生率均无明显差异，且患者干细胞植

入时间更短,移植物排斥发生率更低,成分输血指征如图3.9所示。

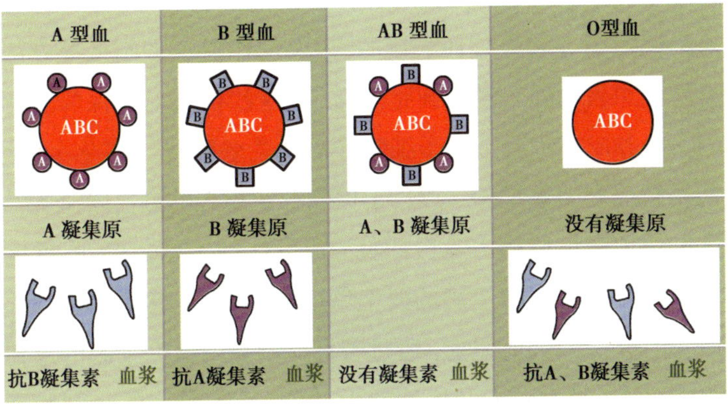

图 3.9 不同血型与其血浆凝集素的关系

3.7.2 移植期间对血液成分有什么特殊要求?

前面已经提到,即使从全血中分离或单独采集血细胞成分,仍然不可避免地含有少量的淋巴细胞。当移植患者需要输血时,如果这些血液制品中残留的少量淋巴细胞进入患者体内,经过预处理后的免疫功能差的移植患者将无法有效清除这些外来淋巴细胞,外来淋巴细胞便会在患者体内迅速增殖和激活,并开始攻击患者的身体,导致多个器官受损。这种现象被称为输血相关移植物抗宿主病。输血相关移植物抗宿主病的临床危害巨大,一旦发生,患者会迅速出现与移植物抗宿主病相似的症状,包括发热、皮肤损害以及肝肾功能受损。据报道,约90%的患者最终死于严重感染和器官衰竭。

因此，在进行造血干细胞移植的过程中，医生必须十分谨慎地管理输血，并采取措施确保血液制品中的淋巴细胞数量最小化，以减少输血相关移植物抗宿主病的风险。具体可采用包括筛选和处理血液制品，以及使用免疫抑制剂等方法来降低患者对外来淋巴细胞的反应。这些措施对于保障患者的安全和成功进行造血干细胞移植至关重要。

目前有哪些措施可以用于保障移植患者的输血安全呢？首先是预防性使用去除白细胞的成分血制品，可显著降低输血相关移植物抗宿主病的发生率。目前临床上常用的去除白细胞的方法为辐射照射，通过破坏血制品中淋巴细胞的遗传物质，使其丧失功能及增殖能力。经过辐射照射的红细胞及血小板本身因不含遗传物质，不会受到显著影响（红细胞膜可能出现轻微损伤，导致储存期缩短，但不影响其功能）；血浆和冷沉淀不含细胞成分，不会受到辐射影响。一般建议移植患者在移植后至少1年内，均需选择辐照去白的成分血制品。如果出现了移植物抗宿主病，无论何种类型及程度，后续输注血液制品均需选择辐照去白成分血制品，最大限度地避免输血相关移植物抗宿主病的发生。

3.7.3 移植后输血需要注意什么？

在造血干细胞移植中，供者的选择主要基于HLA匹配结果，而血型不合并不是决定性因素。因此，在移植过程中经常出现供者和患者之间ABO血型不匹配的情况。不同ABO血型的人进行异基因造血干细胞移植后，患者的血型会发生改变,因此在移植后输注血制品时需要根据供受者的不同血型选择适当血型的血制品。

在造血干细胞移植后,患者的造血系统会逐渐重建,并转变为供者的血型。根据移植前供者和患者的血型情况,ABO血型不匹配包括3种情况:主要不匹配、次要不匹配和主次均不匹配。主要不匹配指的是患者体内存在针对供者血型的抗体(例如患者为O型,供者为A/B/AB型);而次要不匹配则相反,即供者血型中存在针对患者血型的抗体(例如患者为A/B/AB型,供者为O型);主次均不匹配则指患者为A型/供者为B型,或患者为B型/供者为A型的情况。根据不同的血型不匹配情况,医生会相应地调整输注血制品,以确保移植成功后和移植后的安全。

通常情况下,不同血型患者进行造血干细胞移植后,血型转换过程所需时间较长,通常为数月至1年不等。在此期间特别是造血重建早期可能需行血制品输注。关于血制品血型的选择,应按照下述原则进行(表3.4—表3.6)。

表3.4 供受者血型对移植后输注血液制品血型要求(主侧不合)

移植		输血	
供者	患者	红细胞	血小板 / 血浆
A	O	O	A/AB
B	O	O	B/AB
AB	O	O	AB
AB	A	A/O	AB
AB	B	B/O	AB

表3.5　供受者血型对移植后输注血液制品血型要求（次侧不合）

移植		输血	
供者	患者	红细胞	血小板 / 血浆
O	A	O	A/AB
O	B	O	B/AB
O	AB	O	AB
A	AB	A/O	AB
B	AB	B/O	AB

表3.6　供受者血型对移植后输注血液制品血型要求（主次侧不合）

移植		输血	
供者	患者	红细胞	血小板 / 血浆
A	B	O	AB
B	A	O	AB

　　造血干细胞移植患者的输血与常规输血不同，比较复杂，需要额外考虑许多因素，诸如血液制品的来源、供受者血型相合情况、制备方案和患者的临床状态等。尽管相关知识、技术和预防及治疗措施都有了很大进步，但输血相关并发症仍可能发生。供受者间ABO血型不合者移植后血型会有变化、患者需要在移植医生指导下定期检测血型，以便合理输血。

（重庆医科大学附属第二医院　邓建川）

第四章

"移"心一意

4.1　兵马未动，粮草先行——说说移植前的准备

造血干细胞移植是血液系统疾病、部分遗传性疾病治愈的重要选择。经过专家评估，确定有造血干细胞移植适应证后，便可行移植前准备。

4.1.1　造血干细胞移植供者应怎样选择？

患者需完善HLA配型、HLA抗体检测以及KIR基因检测，寻找到合适的供者。HLA即人类白细胞抗原，只有该抗原相合，在移植时排斥反应的发生率才会低，移植才有可能成功。那如何选择HLA配型相合的供者呢？首先寻找亲缘供者，也就是兄弟姐妹及父母，配型结果为全相合或者半相合都可以作为健康供者。如果兄弟姐妹及父母没有配型成功，或者HLA抗体强阳性、存在与患者相同的致病性突变基因、胚系基因突变等不适合作为供者的情况时，可选择中华骨髓库无亲缘供者进行HLA配型，在骨髓库搜索配型适合的供者；如果中华骨髓库仍然没有适合的供者，还可以在脐血库寻找

HLA配型相合的脐血造血干细胞来做移植。因旁系HLA半相合同样可以作为供者,故可以从叔伯、姑姑、舅舅、姨妈、堂(表)兄弟姐妹等旁系亲属寻找半相合供者。选定供者(脐血除外)后,需要进行全面的供受者体检评估及HLA抗体检测等。

4.1.2　患者需做哪些准备?

入仓移植血液肿瘤患者以疾病完全缓解状态为最优。

在移植前需进行查体,评估心肺、肝肾、甲状腺等重要脏器功能状态以及有无潜在感染灶、活动性肝炎、病毒/寄生虫感染、免疫相关疾病等,同时需要在相关科室评估口腔、肛周、耳鼻喉、皮肤、妇科有无潜在感染灶,是否存在其他免疫缺陷问题。育龄期女性需要留意月经量及时间等,同时需排除是否处于妊娠期。移植前1~2周开始口服肠道净化药物,预防细菌、真菌、病菌、卡氏肺孢子虫感染。

患者在入仓前这段时间,应注意适当休息,增加营养,避免受凉和感冒,保持生活规律。注意饮食卫生,避免辛辣刺激、过于油腻的食物。同时应避免去人群密集的地方,避免增加不必要的感染风险。还应剃除头发等体表毛发,以避免入仓后毛发难以清洁。

4.1.3　怎样做心理准备?

患者在仓内独自生活期间,患者家属可通过仓内电话和窗口与患者见面交流，仓内护士可协助患者日常生活护理。患者入仓前需做好独自生活的心理准备，入仓前移植谈话告知患者移植期间主要并发症及应对的心理准备，避免入仓后因过度焦虑、不以为然或心态不稳定等情况而导致情绪崩溃。

4.1.4 需要准备哪些物品？

因患者需要在层流洁净病房住1~1.5个月，故需准备在洁净室内所用的生活用品，包括棉柔小方巾、纯棉帽子、棉质开衫睡衣、棉质内裤、湿巾、纸巾、棉质厚毛巾、纯棉袜子、太阳伞、月子牙刷、无色购物袋，女性患者还需准备卫生巾。因入仓不可携带手机、电脑等电子产品，可准备一些书籍、儿童玩具。以上物品需清洗干净，于入仓前一周统一消毒。

另外，以下物品需入仓当日带入：可微波餐具/水杯、保温水壶、塑料盆、痰盂、小闹钟、剥皮器、洗衣液、指甲刀、电子体温计、水银体温计、小镜子、小电筒、电动剃须刀、免洗手消毒液、拖把、防滑拖鞋、酒精棉片、一次性口罩等。不可戴首饰、手表入仓，因为首饰和手表容易藏污纳垢，不利于保持无菌环境。

为什么不允许带手机等电子产品入仓做移植？因为长期使用电子产品会消耗患者精力，同时也会降低患者的免疫力，尤其是使瞬目减少导致眼部清洁程度降低，容易引起眼部感染。在移植过程中，患者血象降低，容易出现感染和出血，情绪过于激动、休息不足和免疫能力下降等情况，增加感染和出血风险，严重时可危及生命。入仓时，移植中心通常都会让患者用漱口和口腔护理的方法替代牙刷刷牙,这样既可以避免刷牙引起的出血,还能有效预防口腔黏膜炎等问题。

移植前准备工作如图4.1所示。

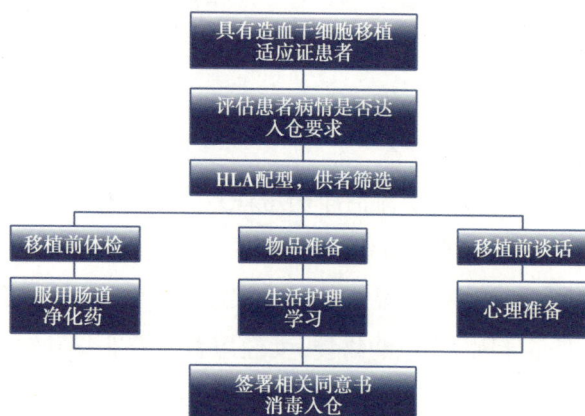

图 4.1　移植前准备工作

4.1.5　供者采集前应做哪些准备?

供者需行健康体检,评估心肺、肝肾、甲状腺等重要脏器功能状态以及有无活动性肝炎、病毒感染,免疫相关疾病等。必要时完善一代或二代测序、衰竭基因检查等基因筛查,明确是否存在与患者相似或导致血液恶性病相关的基因突变。同时供者需到干细胞采集单位评估血管情况。

健康供者在捐献骨髓前应注意适当休息,增加营养,避免受凉和感冒,保持生活规律。注意饮食卫生,避免食用辛辣刺激、过于油腻的食物。供者捐献干细胞前需注射重组人粒细胞集落刺激因子将干细胞动员至外周血,该过程可能导致骨骼酸痛等不适,可给予对症处理;干细胞动员前后均需要补钙,避免干细胞采集过程中钙质流失导致缺钙引起的不适。HLA半相合供者移植时,有的移植中心还需要采集骨髓干细胞,共同输注,促进植入和降低排异,因此一般在采髓前2周供者需要自体备血,在手术采集骨髓血时回输,避免出现失血性休克,保证供者安全。

供者同样需要做好心理准备,供者需要对采集干细胞过程有充分的了解从而去除对于捐献干细胞的偏见及顾虑。

人体内含有各类血细胞,它们都来自造血干细胞,造血干细胞具有很强的自我更新、分化和再生能力。采集完干细胞后,造血干细胞通过自我更新的能力可恢复至采集前水平。因此,健康供者不会因为献血或者捐献造血干细胞而影响自身正常造血,干细胞捐赠对捐赠者本人的身体也不会产生其他不良影响,所以捐献造血干细胞不会影响人的健康,骨髓捐赠对捐赠者本身也没有什么危害。

4.1.6 家属应做哪些准备?

患者确定入仓后,家属需要为患者准备入仓所需物品,同时需要明确分工,帮助患者进行心理建设、生活护理训练等。入仓患者的饮食及餐具卫生要求较高。患者使用的餐具需有单独的消毒柜进行消毒。饮食要求干净卫生,食材要现买现煮,煮熟煮透,以易消化的食物和蔬菜水果为主,辅以蛋奶及少量肉类,严禁食用腌制品、辛辣刺激食品、罐头、含食品添加剂的饮食以及不易消化、油腻、易过敏、易腐坏的饮食;水果建议以苹果、香蕉为主,不建议食用草莓、葡萄、车厘子等不易清洗干净的水果。

患者入仓后预处理化疗期间可能出现胃肠道反应,如呕吐、腹胀、纳差等,而患者也可能因身体不适出现情绪消极、烦躁不安等情况。患者家属应对患者语言及行为多包容,以安慰、鼓励、安抚为主,给予患者信心及支持。同时配合医护人员监督患者服用药品、漱口等。与医护人员充分沟通,稳定自身情绪,有耐心、有毅力,保持积极乐观的心态。

(陆军军医大学第二附属医院　赵璐)

4.2　神秘的造血干细胞移植无菌仓

造血干细胞移植需要在洁净级别非常高的特殊病房中进行,所谓"进仓",其实就是进入这个洁净级别非常高的特殊病房(图4.2)。

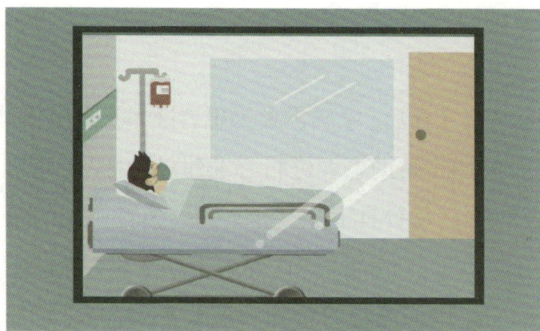

图 4.2　层流病房中接受移植的患者

4.2.1 做移植为啥要进仓？

造血干细胞移植先要通过大剂量化疗或放疗预处理来清除患者外周血和骨髓内的肿瘤细胞及异常免疫细胞，以便于移植的造血干细胞在患者骨髓内增殖分化，重建正常造血功能及免疫功能，从而治愈疾病。但是大剂量化疗或放疗预处理会造成严重骨髓抑制，外周血检查会出现全血细胞减少的情况，尤其是白细胞会降得非常低，这一时期被形象地称为白细胞"零"期。在白细胞"零"期，患者的抵抗力非常弱，极易发生感染。为了降低白细胞"零"期的感染风险，患者需要入住洁净级别非常高的层流病房，这个层流病房就是通常说的"移植仓"或"无菌仓"。

层流病房是一个全环境保护隔离的区域，工作人员需要经过四道防线才能进入层流病房内接触患者。

一室（图4.3）：第一道防线，洁净度一般，为工作人员的更衣室，需在此更换拖鞋，用流动水洗手，更换消毒后的手术衣裤，戴无菌帽后可进入二室。

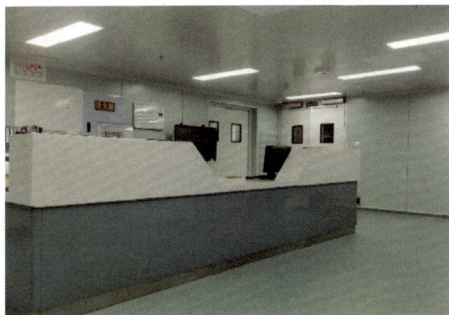

图 4.3　层流病房一室

二室（图4.4）：第二道防线，医护人员办公区、病区走廊，洁净度为相对洁净，在二室用消毒液洗手，戴口罩后可进入三室。

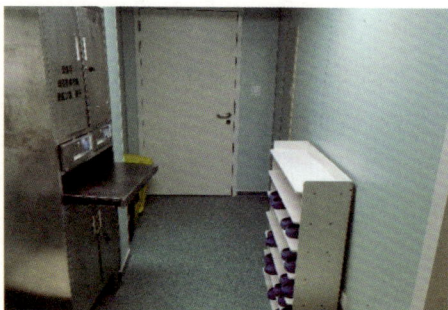

图 4.4　层流病房二室

三室（图4.5）：第三道防线，为进入四室的过渡间，洁净度进一步提高，三室通过玻璃隔板与四室分开，留有门可以进出，在三室有治疗操作台，放置输液泵、监护仪及各种无菌材料筐，护士可以在此进行换液体操作，所有液体均用输液泵严格控制速度。陪护护工每日对房间进行卫生消毒，更换用品，基础护理，随时满足患者的生活需求。

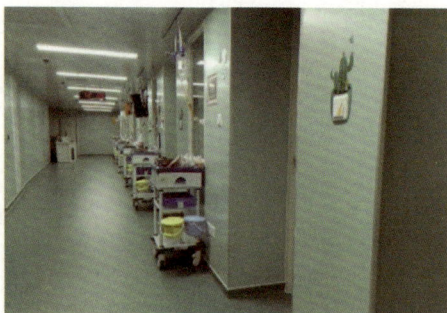

图 4.5　层流病房三室

四室（图4.6）：第四道防线，也是患者居住的百级层流病房，装有高效过滤网，可以清除空气中99.97%以上直径大于0.3 μm的尘埃和吸附在上面的病原微生物，使患者移植过程中居住的环境基本达到无菌程度。医护人员需要穿无菌隔离衣、戴无菌手套、换无菌拖鞋才可接触四室内的患者。四室内有生活所需的基本配置，房屋虽小但五脏俱全，床头有吸氧、吸痰设备带、床头灯、呼叫器、床头柜；床对面有三角柜、电视机；另外还有移动餐桌、坐便椅、尿盆等。

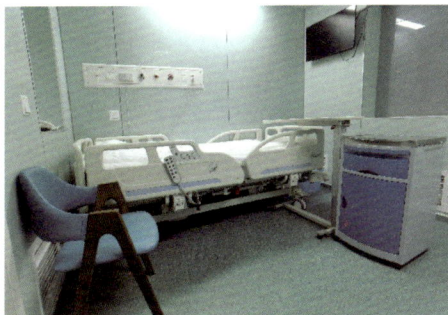

图 4.6 层流病房四室

4.2.2 进仓患者如何做好感染的预防和护理？

移植中心对进入层流病房的患者会有非常细致明确的要求，包括带入层流病房的物品、对食材与食物消毒的要求等，患者及其家属等要严格遵守。每天需按要求配合护士进行口腔、眼部、鼻腔、肛周、外阴和皮肤护理，以预防感染。要为患者准备新鲜且营养价值高的食物，去大型超市购买新鲜的肉类、活鱼洗净煮熟去刺。送入的水果表皮完整，无腐烂变质现象。由于放化疗预处理期间患者容易出现口腔溃疡、恶心呕吐、发热、腹泻等问题，因此饭菜最好以少油、少盐、不辛辣的清淡饮食为主。对于口腔溃疡疼痛严重的患者可以准备米汤、粥、烂面条、汤等流质和（或）半流质饮食。患者的餐具要使用微波炉专用餐具，使用后要清洗干净，使用之前要先放入冷水没过餐具后煮沸15 min，取出晾干后再装入饭菜。患者进食的食物需经高温蒸煮后方可食用。送餐至病房时护理人员将会对食物进行微波炉高温加热，之后再送给患者。

（新疆维吾尔自治区人民医院　郎涛）

4.3　漫话教你怎么吃，做好移植期间的能量储备

接受造血干细胞移植的患者，由于前期的化疗药物及入仓输注干细胞前的预处理药物对口腔、肠道黏膜的损伤，导致免疫功能受损，消化能力减退，胃肠道反应较重，甚至引起食欲下降，体重减轻。因此，越来越多的患者在移植前都十分关心自己移植期间如何吃，怎么吃，有没有饮食的禁忌，甚至在移植前的患者谈话中，医生在举出既往不良饮食导致一些患者付出生命的惨痛代价案例时，初行移植的患者会惶惶不安，生怕吃错食物导致不良后果。所以在移植期间，吃好、吃健康是移植工作中普通但非常关键的一环，也是移植期间安抚患者情绪，给患者加油打气的"定心丸"。合理、多样的饮食不仅对患者疾病的康复起着重要作用，还可以降低感染及移植物抗宿主病等并发症的发生。现在介绍移植期间饮食指导。

4.3.1 第一站：移植前——新旧"五绝"的更替

大部分接受移植的患者移植前长期接受服药、高强度化疗或者放疗的治疗，存在能量高消耗等情况，应在营养科医生的指导下给予适当的蛋白质及维生素等补充。俗话说"民以食为天"，但这类患者是没有办法享受所有美味的，特别是应拒绝高热量、高脂肪的饮食（因为有可能引起胰腺炎，甚至危及生命）。入仓后患者的食物主要由家属准备，因为移植患者的特殊性及对饮食的要求，所以食物达不到世间珍馐的"色香味形意"老五绝要求。但是也有针对移植患者的菜品的新五绝要求"新鲜、优质、营养、卫生、易消化"（图4.7）。

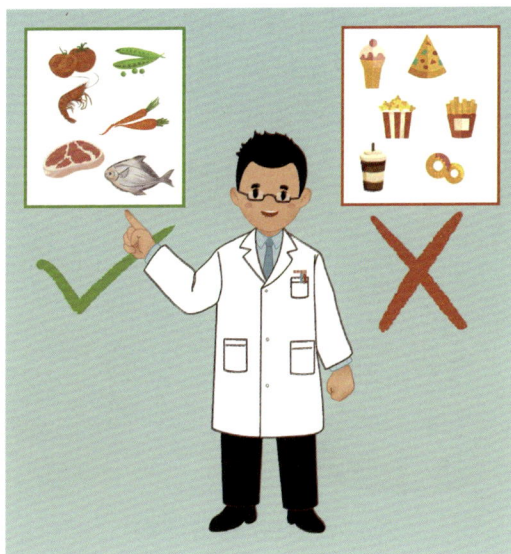

图 4.7　仓内饮食推荐

4.3.2　第二站：预处理之后至造血恢复之前——肠道屏障保卫战

　　这个时期属于骨髓抑制期，患者机体的免疫水平处于低点。由于前期预处理药物对胃肠道黏膜的伤害，加之造血功能尚未重建，黏膜损坏也无法快速修复，细菌极易透过损伤的黏膜组织入血引起感染，故入口的食物需要进行杀菌处理，避免肠道感染和消化不良。正常做好的饭放入高压锅中，排气阀开始排气后10~15 min灭菌，餐具要同时高压消毒；烹饪方法可以为蒸、煮、炒，避免煎炸及烧烤。由于烹饪及高压过程会破坏食物中的维生素，需适当补充复合维生素。由于胃肠道黏膜是比较脆弱的，建议进食汤、粥、面条之类较为软烂的食物。避免使用一次性饭盒及塑料袋，最好使用可进微波炉的饭盒（饭菜进入层流病房后会连同餐盒在微波炉内进行再次消毒），如图4.8所示。

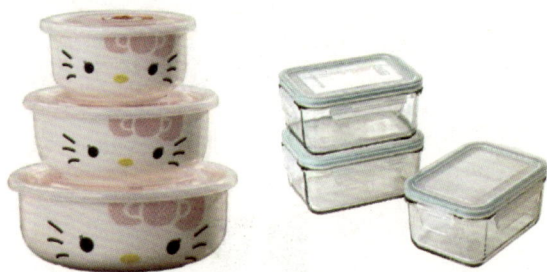

图 4.8　层流病房消毒用餐具

4.3.3　第三站: 造血恢复之后至移植后100 d——"挑" "精"饮食有讲究

　　造血恢复、胃肠道功能恢复之后(无恶心、呕吐、腹泻等症状),患者可逐步增加食物种类。由于肠道黏膜在造血功能重建后会慢慢修复,移植期间的抗生素停用后,肠道菌群紊乱情况也逐渐缓解,患者食欲渐渐恢复,消化功能也逐渐好转,患者的进食需求也会逐渐增加(菜品的品种由单一到多样化,量由少到多,饮食的次数逐渐固定化)。但这个阶段很容易出现消化不良、肠道感染、肠道排异反应等,所以还是要"挑"着吃,"精"着吃,"讲究"着吃,以简单的饮食结构为主。简单的饮食结构包括淀粉类、蛋白类、膳食纤维等,其实已经能够满足患者基本的营养需求。食物需逐步增加,切勿复杂,增加一类食物后观察2~3 d后再增加下一种。肉类选择鲜活的鱼、鸡、虾,不要选用冷冻、冷藏的肉类。牛奶、豆浆(自己现做的)可以饮用,但胃肠道有明显胀气时应暂时不喝。另外还需要注意的是,鱼肉建议选择鲈鱼、青鱼、黑鱼等少刺的鱼;在气候炎热季节购买的肉类一定要买后尽快烹

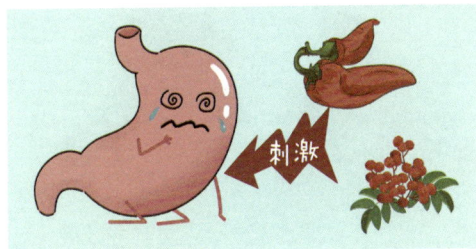

图 4.9　移植患者避免辛辣刺激食物

饪，防止食物在高温条件下快速腐败变质，调料类的葱、姜、蒜、盐、鸡精、味精等都可以用，而含辣椒、花椒类等刺激性的调味品由于容易引起胃肠道不适（图4.9），暂时不食用。特别注意，不要购买含添加剂的食物，这些添加剂及刺激性调料可能造成食物不好消化而导致患者胃肠功能紊乱。

住院期间，营养师也会根据患者的情况给予营养指导，适当给予肠内营养粉和复合维生素来进行营养补充。由于部分移植患者移植期间使用的药物属于脂溶性药物，故需要咨询医生后调整饮食。

4.3.4　第四站：移植后 100 d 至移植后 1 年——跟"外卖"说"byebye"

此阶段在前期的基础上可以丰富菜品种类；多数患者此时已出院回家，仍需注意食材的新鲜（图4.10）；出院回家后，家属依然要对患者进行严格的饮食管理，仍以高温烹煮为主，不吃剩菜剩饭，不吃凉拌菜（卤味、烧腊等）及生食，杜

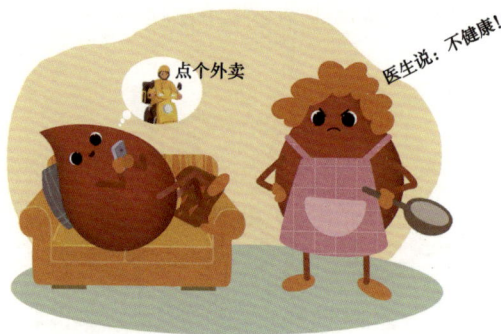

图 4.10　移植患者注意饮食卫生

绝外卖、零食等含有不确定因素的食物，避免造成患者严重腹泻等不可挽回的后果。

4.3.5 第五站：移植 1 年以上——"鱼与熊掌"均得的美事

此阶段各脏器功能及免疫功能已基本恢复正常，但仍要坚持不吃凉拌菜（卤味、烧腊等）及生食，杜绝外卖、零食等不良饮食习惯。因为这一阶段患者还处于免疫尚未恢复完全的状态，有的食物可能引起肠道感染或超敏反应，食用既往未接触的食物也要格外小心。当然，饮食卫生是所有人都应该注意的问题，即便移植时间已经超过1年，本病治疗已取得了好的疗效，也应该继续保持健康的饮食习惯，塑造强健的体魄，这才是"鱼和熊掌"均得的美事。

（陆军军医大学第二附属医院 刘焕凤）

4.4 造血干细胞移植受者疫苗接种之"武林秘籍"

说到武林秘籍，大家首先会想到金庸笔下的东方不败，他习得武林秘籍《葵花宝典》后功力大增，做到了"武林至尊"。在现实生活中，各个领域也有各自的"武林秘籍"，如果可以熟练掌握这些秘籍，我们也可以在自己的领域立于不败之地。在造血干细胞移植领域，有一个热点话题，即疫苗接种的问题，这个问题受到了广大患者的密切关注。

4.4.1 疫苗是什么"法宝"？

首先来看秘籍的第一套武功："疫苗的基本知识"。疫苗对于我们来说并不陌生，孩子出生后就会按时接种各种疫苗：卡介苗、脊髓灰质炎疫苗、麻疹疫苗、百白破疫苗等，目的是让人体产生相应抗体，以免受到各种疾病的传染。疫苗最常见的两种类型是减毒活疫苗和灭活疫苗，减毒活疫苗的优点是接种一次即可，且接种量少，免疫原性强，预防效果持久，可达1~5年或更长，缺点是可能有潜在感染的风险。灭活疫苗，顾名思义就是经过灭除病毒活性的疫苗，所以安全性较好，不会出现感染的风险，疫苗相对稳定，缺点是免疫原性较弱，需要加强免疫，预防效果有限。

4.4.2 众多疫苗，如何分类？

第二套武功：疫苗主要分为灭活疫苗、活疫苗、非常规疫苗。总体上，灭活疫苗在造血干细胞移植人群中是安全的，常见的灭活疫苗包括白喉、破伤风、百日咳、脊髓灰质炎、流感嗜血杆菌B型、乙型肝炎疫苗、脑膜炎球菌、肺炎球菌、人类乳头瘤病毒、季节性灭活流感疫苗、水痘带状疱疹病毒等。所有现行指南都建议在造血干细胞移植受者中推迟接种活疫苗，直到符合特定标准，常见的活疫苗包括麻疹—腮腺炎—风疹、水痘带状疱疹病毒、轮状病毒疫苗等；非常规疫苗有卡介苗、旅行疫苗，几乎没有关于卡介苗在造血干细胞移植受者中的安全性数据。在目前的国际指南中，该疫苗禁用于造血干细胞移植受者,关于旅行疫苗,前往地方病地区的造血干细胞移植受者应在专门的旅行诊所接受风险评估,必须考虑疫苗是减毒活疫苗还是灭活疫苗,前者通常被视为造血干细胞移植受者的禁忌。

4.4.3 造血干细胞移植受者能否接种疫苗?

第三套武功:终极杀招"造血干细胞移植受者能否接种疫苗?"答案是可以,但是有条件以及时间的限制。由于造血干细胞移植受者存在免疫缺陷,不建议接种减毒活疫苗,可选择接种灭活疫苗或者亚单位疫苗,接种时间建议在造血干细胞移植后的4~6个月、B细胞功能部分重建,这样才能产生针对病毒的保护性抗体。此外,在接种疫苗时还要确保患者的病情稳定,并且当时没有移植相关并发症,否则可能造成不良影响。

造血干细胞移植患者疫苗接种时间推荐见表4.1。

表4.1 造血干细胞移植患者疫苗接种时间推荐

疫苗种类	是否接种	接种时间
破伤风 + 白喉	是	移植后半年
流感疫苗	是	移植后4~6个月
灭活的脊髓灰质炎	是	移植后6~12个月
B型流感嗜血杆菌	是	移植后6~12个月
百日咳	是	7岁以下移植后6~12个月
乙肝	是	移植后6~12个月
人乳头状病毒	是	移植后6~12个月

(陆军军医大学第二附属医院 刘嘉,高铭阳)

4.5 移植后当饭吃的药何时是尽头?

很多患者认为,造血干细胞移植后治疗就结束了,可以从无休止的治疗中走出来,恢复正常生活。其实,造血干细胞移植是一项系统性工程,早期供者造血重建后患者还需要口服一段时间的药物,这些药物主要针对排斥、复发、感染等问题,一般时间是半年到1年。为什么要吃这么多的药?服药有什么需要注意的问题?我们一一为您道来。

4.5.1 为什么移植后还要口服这么多的药?

移植后有大把大把的口服药,特别是某些药需要定时服用,时间要求比每日三餐还准时,这可能是患者最头痛的问题,那么为什么移植后还需要继续用药呢?造血重建成功地帮助大家开启了与病魔斗争胜利的第一步,但移植后的全程管理也是影响最终成败的关键。移植物抗宿主病、恶性血液病复发、感染是导致异基因造血干细胞移植失败的三大主要原因。造血干细胞移植患者需要较长时间口服免疫抑制剂预防及治疗移植物抗宿主病。由于免疫抑制剂会降低机体抵抗力,增加感染风险,所以患者在口服免疫抑制剂的同时需要联用预防感染的药物。为使患者能够长期存活,对于有高复发风险的恶性血液病患者,移植后还需要使用预防复发的药物。因此移植后患者需要十分重视服药剂量、时机、不同药物的相互作用、药物的浓度监测等。这里就给大家科普一下移植后用药的注意事项。

4.5.2 移植后口服药物的种类有哪些，需要注意些什么？

首先是预防/治疗移植物抗宿主病药物。异基因造血干细胞移植后患者需口服预防/治疗移植物抗宿主病药物，主要是免疫抑制剂，包括环孢素、他克莫司、吗替麦考酚酯等，医生会根据不同疾病类型、不同的移植方式、供受者情况等制订个性化的用药方案。例如HLA全相合移植术后，免疫抑制剂维持时间多数为3~6个月；HLA半相合移植患者，免疫抑制剂使用时间可能久一些，为6~9个月；但具有高复发风险的恶性血液病患者则需尽早减停免疫抑制剂。因此，每个人的用药时间和剂量都应根据病情来进行调整，切忌自行增减免疫抑制药物。

其次是预防及治疗感染的药物。异基因造血干细胞移植术后免疫功能重建至少需要1年以上。移植后100 d之内的患者，巨细胞病毒、EB病毒、单纯疱疹病毒等激活率高，因此预处理过程中及移植后早期需常规应用来特莫韦、更昔洛韦或阿昔洛韦等预防病毒感染。同时接受造血干细胞移植的患者也容易发生严重的真菌感染，因此需应用氟康唑、伏立康唑或泊沙康唑等预防或抗真菌治疗。而且在造血干细胞移植前、移植中以及移植后早期也需要使用复方磺胺甲噁唑预防卡氏肺囊虫感染。具体停药的时间根据患者免疫恢复情况及感染病灶控制情况来决定。

免疫抑制剂的基本知识及注意事项见表4.2。

抗病毒药物及抗真菌药物相关知识及注意事项见表4.3。

表4.2　免疫抑制剂的基本知识及注意事项

药物	剂型	服用时间	作用	注意事项
环孢素胶囊	25 mg	早09:00,晚09:00（空腹或进食前1 h或进食后2 h）	适用于预防及治疗造血干细胞移植后的GVHD,预防同种异体肾、肝、心等器官移植所发生的排斥反应	本品与西咪替丁、伏立康唑等合用时,可增加血药浓度,可能使该药的肝、肾毒性增加,故与上述各药合用时须慎重,应监测患者的肝、肾功能及该药的血药浓度（监测血药浓度时需空腹）。需与其他药物分开服用
他克莫司胶囊	0.5 mg/1.0 mg	早09:00,晚09:00（空腹或进食前1 h或进食后2 h）	预防肝脏或肾脏移植术后的GVHD。治疗肝脏或肾脏移植术后应用其他免疫抑制药物无法控制的GVHD	需与其他药物分开服用（监测血药浓度时需空腹）。本品含乳糖,特别注意患有半乳糖不耐症、乳糖酶缺乏症的患者。避免将他克莫司和环孢素一同服用
吗替麦考酚酯胶囊	0.25 g	早08:00,晚08:00	适用于接受同种异体肾脏或肝脏移植的患者中预防GVHD	移植过程中应与环孢素或他克莫司同时应用。服用后1 h内出现呕吐需补药
西罗莫司	0.5 mg/1 mg	固定的与或不与食物同服	接受肾移植的患者,预防器官排斥	推荐对所有接受西罗莫司治疗的患者进行治疗药物血药浓度监测。不可用西柚汁送服西罗莫司。如出现血脂、血压增高,以及腹泻、严重口腔溃疡等需就诊

表4.3 抗病毒药物及抗真菌药物相关知识及注意事项

药物	剂型	服用时间	作用	注意事项
阿昔洛韦	0.2 g/0.1 g	饭前饭后均可。如胃肠道反应重,可在饭后服用	预防及治疗巨细胞病毒、单纯疱疹病毒等激活	适当补水,防止本品在肾小管内沉淀
更昔洛韦	0.25 g	饭前饭后均可。如胃肠道反应重,可在饭后服用	预防及治疗巨细胞病毒、单纯疱疹病毒等激活	可能导致中性粒细胞减少、血小板减少,需定期监测血常规变化,必要时需进行剂量调整,包括停药
来特莫韦	240 mg	饭前饭后均可。如胃肠道反应重,可在饭后服用	预防巨细胞病毒感染	轻微皮疹、胃肠道反应和外周水肿
复方磺胺甲噁唑	0.48 g	饭后	预防及治疗卡氏肺囊虫肺炎	胃肠道反应较重,对肾脏有损害可能,服药期间建议多饮水
伏立康唑	国产 50 mg;进口 200 mg;分散片 0.2 g	饭前 1 h 或饭后 1 h 服用	治疗侵袭性曲霉病。治疗对氟康唑耐药的念珠菌引起的严重侵袭性感染	可产生视觉障碍、幻觉、幻听等副作用。可增加环孢素或他克莫司血药浓度,需监测免疫抑制剂浓度。服药期间需监测肝肾功能

续表

药物	剂型	服用时间	作用	注意事项
泊沙康唑口服液	40 mg/mL	进餐期间服用	预防侵袭性曲霉菌和念珠菌感染;治疗口咽念珠菌病,包括伊曲康唑和(或)氟康唑难治性口咽念珠菌病	可增加环孢素、他克莫司、西罗莫司血药浓度,需监测免疫抑制剂浓度。服药期间需监测肝肾功能
氟康唑	50 mg	饭后	治疗全身性念珠菌病,接受化疗或放疗易发生真菌感染的白血病患者及其他恶性肿瘤患者,可用该药进行预防	对本品或其他吡咯类药物有过敏史者禁用

　　最后是预防复发的药物(表4.4)。比如酪氨酸激酶抑制剂、组蛋白去乙酰化酶抑制剂、FLT3抑制剂等,规律口服上述药物可预防本病复发的可能,移植后预防复发药物常规需要服用2年。去甲基化药物虽然是静脉/皮下用药,但仍需要维持治疗6~8个疗程,持续时间1年以上。

表4.4 预防本病复发药物基本知识及注意事项

药物	剂型	服用时间	作用	注意事项
甲磺酸伊马替尼片	0.1 g	饭中	适用于慢性髓系白血病加速期、急变期患者的移植后预防复发;Ph+ 急性淋巴细胞白血病患者移植后预防复发	有水潴留的副作用,建议定期监测体重。可能导致中性粒细胞减少血小板减少,需定期监测血常规变化,必要时需进行剂量调整,包括停药
达沙替尼片	20 mg/50 mg/70 mg/100 mg	饭中、空腹均可,建议每天固定时间用药	用于慢性髓系白血病加速期、急变期患者的移植后预防复发;Ph+ 急性淋巴细胞白血病患者移植后预防复发	有水潴留的副作用,特别是胸腔积液,建议定期监测体重;有可能会延长心室复极(QT 间期),如出现胸痛、心跳加速等需就诊;可能导致中性粒细胞减少、血小板减少,需定期监测血常规变化,必要时需进行剂量调整,包括停药
奥雷巴替尼片	10 mg	随餐服用;建议在每天的同一时间段口服;如果出现漏服,应在 4 h 内补服,超过 4 h,可不补服;片剂不能碾碎,应整片吞服	可用于伴有 T315 I 突变的慢性髓系白血病加速期、急变期患者的移植后预防复发;Ph+ 急性淋巴细胞白血病患者移植后预防复发	可导致血小板减少、贫血、白细胞及中性粒细胞减少、高甘油三酯血症、胆红素升高、高血压等,用药期间应监测血常规、生化指标、血压;与伊曲康唑联用时,可导致该药的血药浓度增高

续表

药物	剂型	服用时间	作用	注意事项
西达本胺片	5 mg	2 次 / 周，两次服药间隔不应少于 3 d（如周一和周四、周二和周五、周三和周六等），早餐后 30 min 服用	适用于 T 细胞来源的淋巴瘤或急性白血病接受异基因造血干细胞移植治疗后的预防复发	可能导致中性粒细胞减少、血小板减少，需定期监测血常规变化，必要时需进行剂量调整，包括停药
地西他滨注射液	10 mg/25 mg/50 mg	预防移植后复发，推荐使用剂量为 5 mg/m^2，连续 5 d，依据病情可调整实际用量预防移植后复发，推荐使用剂量为 75 mg/m^2，连续 7 d，依据实际病情可调整实际用量	可用于具有不良预后、难治性、复发性、继发性急性髓系白血病和中高危及以上的骨髓增生异常综合征等患者移植后的预防复发	可导致中性粒细胞减少、血小板减少、贫血，需定期监测血常规；出现胃肠道副作用时，可对症处理
注射用阿扎胞苷	100 mg		可用于急性髓系白血病和骨髓增生异常综合征等移植后的预防复发	可导致中性粒细胞减少、血小板减少、贫血，需定期监测血常规，必要时降低剂量或停药；出现发热、胃肠道反应时，可对症处理
索拉菲尼	0.2 g	空腹或伴低脂、中脂饮食服用；预防移植后复发，推荐使用400 mg/d，依据病情调整实际剂量	适用于 FLT3 突变的急性白血病患者接受异基因移植治疗后的预防复发	出现血压增高、腹泻、皮疹等不良反应建议就诊

续表

药物	剂型	服用时间	作用	注意事项
吉瑞替尼	40 mg	建议在每天的同一时间段口服；伴餐或不伴餐均可；应整片用水送服，不得碾碎	可用于预防FLT3突变的急性髓系白血病患者的移植后复发	可导致肝功能受损、贫血、血小板减少、中性粒细胞减少、腹泻、恶心、疲乏等，用药期间应监测肝功、血常规变化；用药前建议完善心电图和生化指标

如果出现了移植物抗宿主病、感染等并发症，免疫抑制剂、抗感染药物使用的种类可能增多，维持时间可能延长，患者需遵规律服药，定期复查，依据病情调整用药，切记不可擅自停药或减量。

最后，移植后管理十分重要，移植后定时复查、遵医嘱服药，同时具有良好的生活习惯是移植后患者长期生存的关键。

（陆军军医大学第二附属医院 陈婷）

4.6 干细胞移植后应该注意什么?

造血干细胞移植对于每一个血液病患者来讲都是一次特殊的治疗体验。移植造血重建并不代表万事大吉，还有许多问题需要患者和家属高度关注，如疾病的复查、饮食运动、工作学习、疫苗注射等。这些看似微不足道的问题，却可能影响到患者的移植效果和移植后的生活质量。

4.6.1 异基因移植后怎么复查?

移植后定期复查涉及疾病控制本身及移植并发症的管理:一般要求移植后3个月内的患者至少每周复查一次,3~6个月每2周复查一次,6个月以上每月复查一次;要关注免疫抑制剂浓度,比如环孢素、他克莫司的浓度;巨细胞病毒、EB病毒等病毒监测;血型不合移植需监测血型及血型抗体效价,判断血型转换时间;要监测移植后供者嵌合度的变化,并相应调节免疫抑制剂的用量;对于白血病患者,医生会要求移植后6个月之内,每个月复查骨髓,6~12个月每2个月复查骨髓,12个月后每3个月复查骨髓;其他患者根据病情酌情复查骨髓,并根据主诊医生的医嘱调整门诊就诊时间。患者要特别养成自我检查身体的习惯,每天要注意胸前、四肢有没有皮疹、出血点、淋巴结肿大等情况,还要特别注意大小便的颜色、性状的变化等,并关注体温、体重的变化情况。如果出现异常情况,比如发热、腹泻、皮疹、出血点甚至憋气等,要特别重视,紧急就诊。

4.6.2 移植后患者进食需要注意什么?

生活方面:患者在日常生活中要特别注重保持房间的通风、干燥、清洁,经常戴口罩、洗手。注意饮食卫生,不吃超市的熟食及外卖,不吃生冷食物;尽量不进食海鲜,因为海鲜容易引起过敏症状,特别是有过敏体质的患者。不要盲目进补,尽量不吃煎炸辛辣的食物；在服用环孢素、他克莫司期间，尽量减少进食西柚等可能影响血药浓度的食物。慎用氟康唑、利福平等药物，如需使用，须在移植医师指导下应用。尽量避免与病毒感染（比如带状疱疹、单纯疱疹、水痘和流感）患者接触。尽量不要接触宠物，也不要和正在接受脊髓灰质炎疫苗接种的小儿接触，少接触鲜花，不要去游泳和泡温泉等，不要去人员密集的场所，不到餐馆就餐等。

4.6.3　移植后能运动吗？

移植后鼓励适当运动，适量增加运动量，建议步行6 000步以内，不建议游泳、快速跑步，不进行超剧烈的运动，不去健身房锻炼。

4.6.4　移植后什么时候能接种疫苗？

移植后患者在应用阿扎胞苷、来那度胺、利妥昔单抗等药物时，应避免疫苗接种（流感疫苗除外）。在移植6个月以后，不管移植类型，都推荐注射流感疫苗；移植后3～6个月开始肺炎球菌结合疫苗接种；移植6～12个月后接种B型流感嗜血杆菌结合疫苗，每月1剂，共3剂。

4.6.5　骨髓移植后什么时候能上学、工作？

亲缘间全相合造血干细胞移植后如果没有排异、感染等情况发生，在减停抗排异药半年后可以恢复学习或者工作，但不建议参加体育锻炼或者重体力活动；半相合造血干细胞移植后因为排异、感染风险较大，建议病情稳定情况下，移植后1年再恢复学习或者工作，也不建议参加体育锻炼或者重体力活动。建议恢复学习工作前咨询移植医师。

4.6.6 自体造血干细胞移植后需注意什么？

自体造血干细胞移植后建议参照异基因造血干细胞移植后的生活管理（表4.5）。在移植后2~3个月，血象恢复稳定后，需在移植医师指导下开始维持治疗。

表4.5 自体移植后管理

疾病		检验	检查	维持药物	其他
多发性骨髓瘤		每3个月复查1次血指标	每6个月复查骨MRI（脊柱、头颅、骨盆等）	来那度胺、硼替佐米、伊莎佐米等	唑来膦酸或地舒单抗预防骨病，建议2年，口服补钙
不可治愈淋巴瘤	滤泡性淋巴瘤	3~6个月1次，维持终身，不建议用PET-CT做随访监测		利妥昔单抗	
	套细胞淋巴瘤			利妥昔单抗，伊布替尼、泽布替尼，奥布替尼，等	
	外周T细胞淋巴瘤			西达苯胺	
可治愈淋巴瘤（弥漫大B细胞淋巴瘤、霍奇金淋巴瘤等）		2年内3个月1次，2年后6个月1次，5年后每年1次		依据移植医师建议	

学习/工作预计恢复时间如图4.11所示。

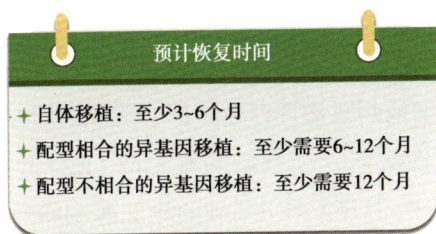

预计恢复时间

+ 自体移植：至少3~6个月
+ 配型相合的异基因移植：至少需要6~12个月
+ 配型不相合的异基因移植：至少需要12个月

图 4.11　学习 / 工作预计恢复时间

（贵州省人民医院　王麟辉）

4.7　移植术后卵巢功能衰竭的防治策略

　　每位进行造血干细胞移植患者的首要任务是治疗血液病。如果移植后平稳度过2~3年，血液病情况稳定，并发症也处理妥当，这时候，对于年轻女性患者，可能要关注一些特殊问题：还能来月经吗？还能怀孕吗？其实这些问题的核心是移植后卵巢功能衰竭，今天我们就来介绍一下移植后远期并发症——卵巢功能衰竭。

4.7.1　什么是卵巢功能衰竭？

　　一般来说，女性一生只有400~500个卵泡能够发育至成熟，每个月经周期差不多消耗一个优势卵泡。随着女性年龄的增长，卵巢内的卵泡数量越来越少，并且卵子的质量、卵巢的储备功能也在下降，受孕的概率逐渐降低。

4.7.2 如何诊断卵巢功能衰竭？

较为准确地判断是否存在卵巢功能衰竭的方法有两种：一是抽血查性激素六项基础的雌二醇（E2）和卵泡刺激素（FSH）的水平，月经2~5 d基础的雌二醇和卵泡刺激素的水平是来评判卵巢的储备功能的。卵泡刺激素和促黄体生成素（LH）的比值越高，就表示卵巢的功能越低。二是检测抗米勒管激素水平（AMH），一般小于45 pg/mL即提示窦卵泡数目减少，卵巢储备的功能比较低。

4.7.3 移植对卵巢功能有什么影响？

澳大利亚完成了目前关于移植术后生育功能保存情况的最大病例数研究，393名参与者回答了有关移植后受孕的问题。其中35人在接受造血干细胞移植治疗后怀孕（男性21名，女性14名）。而受孕成功的患者中，男性11名，女性4名，（共计43%）。由此可见，移植后男性成功生育的概率不算太低，但女性患者成功率较男性患者低。影响女性怀孕的主要原因是移植术后卵巢功能衰竭。那么移植治疗可能从哪些方面造成卵巢功能衰竭？第一是移植前期化疗和预处理期间放化疗暴露，而烷化剂和放疗是最重要的两个因素。第二是移植术中以及术后的并发症，这里主要是指移植术后的移植物抗宿主病，即通常所说的排斥反应的影响。

4.7.4　如何改善移植后卵巢功能衰竭?

（1）优化移植预处理方案

研究发现,相比较含放疗以及清髓的预处理方案,含马法兰的减低强度预处理方案对于未成年女性卵巢功能的保护更有意义,但目前仍是小样本事件。

年纪小于40岁的成年女性移植术后如出现停经情况,多数患者可恢复经期,但时间可能会超过1年及以上,抗米勒管激素水平也曾到了检测值的最低线 。

带有卵巢保护的全身放射治疗方式将对卵巢的辐射剂量降低到2.4 Gy,可在不增加复发风险的情况下保持生育能力。

（2）卵巢保存

初诊的急性白血病患者并不适宜在治疗前接受卵巢保存手段,因为卵巢有可能已经受到了白血病细胞的侵犯。那么治疗后的患者还能进行卵巢功能保存吗?研究显示已经接受过低性腺毒性治疗或既往化疗疗程的患者可以提供卵巢组织冻存作为生育保留选择。这些研究表明,在卵巢组织冻存前接受化疗并不会改变卵巢组织移植的活产率结果。然而,在卵巢组织冻存前使用烷基化剂应谨慎,一些研究已经证明了这些药物对再植结果存在有害影响。

4.7.5　卵巢功能保存方法都有哪些呢?

总的来说,保留生育能力的技术选择主要取决于患者的年龄和青春期状况，以及个人意愿和医疗情况。卵母细胞玻璃化冷冻保存对患有良性疾病的成年妇女，出于个人原因希望保持生育能力的妇女和癌症患者的治疗效果最好；卵巢组织冷冻保存对青春期前女孩和不能推迟治疗的妇女最好，生育保护方法如图4.12所示。

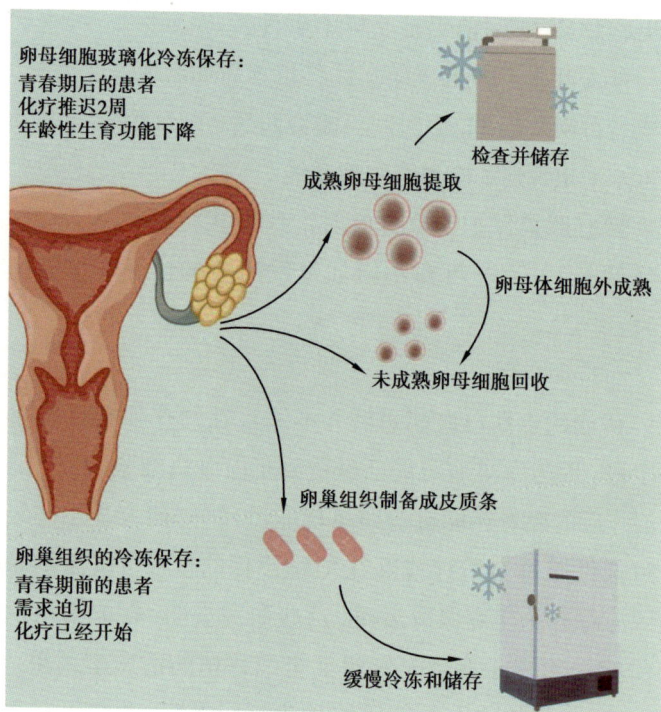

图 4.12　生育保护方法

1.成年女性的卵巢功能保护

卵巢组织冷冻保存可以在冷冻时收集未成熟的卵母细胞。自2014年从体外成熟卵母细胞获得的冷冻胚胎中获得第一次活产以来，人们对这项技术的兴趣越来越大。体外成熟的成功率取决于患者的年龄——青春期前的体外成熟的成功率明显低于青春期后的受试者（10.3% vs. 28.1%，$P=0.002$）。另一项研究也证实了这一点。在该研究中，月经初潮前患者的成功率很少达到15.5%，而月经初潮后患者的成功率为28.2%。另一项最新的研究表明，体外成熟率在18～24岁之间达到38.3%，但在≤5岁或≥30岁患者中显著下降。

2.青春期前女孩的生育能力保护

卵巢组织冷冻保存是适用于青春期前女孩的生育能力保护方法。由于儿童和青少年的滤泡密度高，仅适用于高性腺毒性治疗的情况，包括高剂量烷基化剂、同种异体移植前和自体造血干细胞预处理、高剂量卵巢放疗和性腺切除术。该策略也适用于需要高性腺毒性治疗的非恶性疾病，如镰状细胞病异基因造血干细胞移植。第一份专门针对儿童和青少年的非处方药的报告发表于2007年。47例患者冷冻保存时中位年龄为5岁（10个月～15岁），均受肿瘤疾病的影响。从那时起，研究者们已经进行了几项关于儿童和青少年卵巢组织冷冻保存的研究。

如果说移植是走向治愈必渡的劫，那么移植术后卵巢功能衰竭的预防策略可以通过提供一种选择，让女孩们在以后的岁月中保有做母亲的主动权。

（陆军军医大学第二附属医院　姚浛）

4.8　造血干细胞移植对儿童生长发育及生育的影响

　　随着儿童异基因造血干细胞移植术成功率的增加，更多患儿可长期存活，怎样让患儿移植后活得更健康？这一问题受到了家长们的普遍重视，其中，生长发育的问题尤其重要，儿童各系统发育时间图谱如图4.13所示。

　　生长是指小儿身体各器官、系统的长大和形态变化，是量的改变；发育是指细胞、组织和器官的分化完善与功能上的成熟，是质的改变。儿童生长发育有其自身规律，它是一个连续性过程，但各个阶段生长发育速度不同。婴儿期是第1个

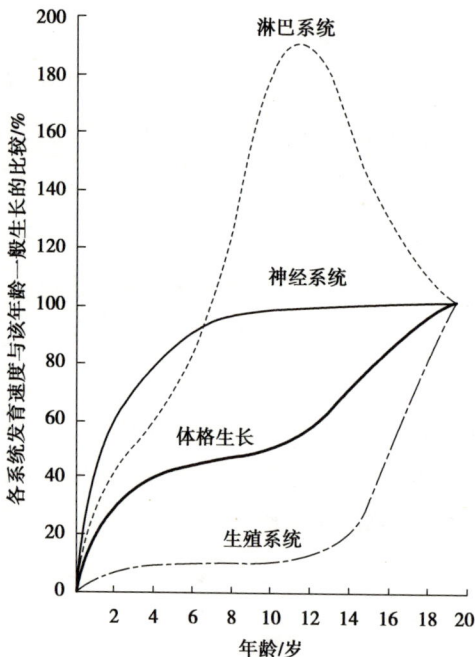

图 4.13　儿童各系统发育时间图谱

生长发育高峰；青春期生长速度再次加快，出现第2个生长发育高峰。各器官系统发育快慢不同，神经系统发育较早，生殖系统发育较晚。

接受造血干细胞移植对血液病患儿的生长发育会有怎样的影响呢？让我们一起来了解这方面的内容。

4.8.1　影响移植患儿生长发育的主要因素

人体的生长发育是一个复杂的过程。儿童期的生长主要受生长激素影响。青春期在生长激素和性激素的协同作用下出现迅速生长，甲状腺激素也对生长发育有影响。在接受造血干细胞移植的患儿中，1/4会出现生长激素缺乏，1/3会出现性激素异常，约1/10会出现甲状腺激素缺乏。移植儿童是否出现生长发育的障碍受到多方面因素影响，常见的影响因素包括下述内容。

（1）放射治疗（放疗）

颅脑照射治疗被认为是影响生长激素最重要的因素之一，影响程度与放疗的剂量、方式均有关系。

（2）化学治疗（化疗）

不同化学治疗方案影响程度不一样。接受白消安/环磷酰胺方案移植的患儿很大可能出现青春期延迟发育，仅接受大剂量环磷酰胺的患儿青春期发育正常。大剂量化学治疗和放射治疗可影响患儿神经内分泌系统，从而影响患儿生长发育。

（3）移植的年龄

不同年龄段生长调控不一样，婴儿期的生长很大程度上由营养和代谢因素决定，但在儿童期，生长主要受生长激素的影响，在青春期受生长激素和性激素的协同作用影响。生长激素缺乏主要和预处理使用放射治疗相关。总而言之，越是年幼的儿童，生长发育受到的影响越大。

（4）移植物抗宿主病和相关治疗

发生移植物抗宿主病的患儿可能需要较长时间使用糖皮质激素，这也是导致患儿生长障碍的原因之一。

4.8.2 减少移植对患儿生长发育影响的主要措施

（1）预处理方案优化

如有不同方案可以选择，尽量选择对生长发育损伤较小的方案。如果必须使用放疗，尽量避免单次大剂量放疗。

（2）预防移植物抗宿主病

遵医嘱按时服用预防移植物抗宿主病的药物（如环孢素、他克莫司）。另外在移植后需要按照出院宣教做好自我管理、预防感染，避免诱发移植物抗宿主病。

（3）加强随访和评估，及时发现问题

造血干细胞移植患儿需要每6个月监测身高、体重等生长发育指标；建议在接受造血干细胞移植儿童的实际年龄达到10～11岁后，仔细监测其青春期发育，有性腺功能衰竭和青春期发育迟缓症状的儿童很可能会在儿科内分泌专家指导下补充激素中获益。

4.8.3 造血干细胞移植对儿童生育功能的影响

造血干细胞移植患儿的生育功能主要取决于预处理方案使用药物类型和剂量。儿童恶性疾病使用清髓性预处理,因为放化疗强度大,所以对性腺发育影响也大,特别是当患儿接受全身放疗后,很少能恢复生育能力。骨髓衰竭性疾病、噬血细胞综合征通常采用减低强度预处理,所以对生育影响较小。个体对药物代谢的差异也决定其最终生育能力的保存与否。白消安/环磷酰胺预处理方案移植后,部分患者恢复了生育能力。此外,性别和接受移植时年龄也与生育能力密切相关。通常女性和青春期的孩子受影响程度更大。有研究表明,对于女性患儿,1~12岁移植较13岁以上患儿移植的不孕率更低(72% vs. 91%),男性患儿结果相反,1~12岁较13岁以上年龄患儿移植后不育率更高(79% vs. 60%)。移植后中位随访6年的研究发现,女性患儿不孕率83%及男性患儿的不育率69%,总体不孕率约75%。在疾病类型上,恶性血液疾病较非恶性血液病生育率下降更明显(21% vs. 42%)。全身放疗对男性患儿生育能力影响更大,但男性患儿无精症也可能在数年内消失。白消安对女性患儿生育力影响更大。目前国外针对儿童患者移植前实行生殖组织低温保存手术进行研究,以恢复患儿生育功能。因此,移植专家需在移植前和患儿家属详细沟通移植对患儿后续生育的影响并最大限度地保护患儿生育功能。

(陆军军医大学第二附属医院　高世春)

第五章

"细"致入微

5.1 一分钟读懂 CAR-T 疗法

"听说隔壁老王复发了?""啊? 没事, 不是说有个什么'咔踢'治疗么, 120万, 直接就把肿瘤咔嚓了! " 路过的血液科大夫无奈地笑了笑, 下面介绍"咔踢"是个啥?

CAR-T疗法, 全称为嵌合抗原受体T细胞疗法 (chimeric antigen receptor T cell therapy), CAR代表嵌合抗原受体 (chimeric antigen receptor), T代表T细胞。

5.1.1 T 细胞是怎么消灭肿瘤的?

T细胞是人体内存在的众多免疫细胞中的一种, 其主要特点是可以制造使肿瘤细胞或病原体感染的细胞裂解的武器——穿孔素、颗粒酶等, 并将其定向导入靶细胞。将T细胞想象成一支军队, 人体内天然存在的T细胞大军在发挥作用前需要两个条件: 确立作战目标和开始战争准备。所谓的作战目标即对谁发动战争, 在肿瘤免疫中这一目标当然就是肿瘤细胞了,那么T细胞是如何将肿瘤细胞确定为作战对象的呢(图5.1)?T细胞表面存在一类识别肿瘤抗原的分子——T细胞表面受体,T细胞表面受体可以直接识别肿瘤细胞,但更多情况下需要抗原提呈细胞提供肿瘤的信号,抗原提呈细胞就相当于战争中的指挥和情报系统,由其将确立的作战目标——肿瘤细胞的信号——抗原传递给T细胞,并且将开始进行战争准备的指令-共刺激信号发送给T细胞,这一指令由T细胞的共刺激分子接收。当T细胞同时通过T细胞表面受体和共刺激分子接收到作战目标和战争准备的指令后,将同时准备打仗用的武器和扩充军队数量。此时,T细胞内产生大量穿孔素、颗粒酶等武器,并且产生细胞因子,这些细胞因子使T细胞自身呈指数性复制,实现T细胞数量的成倍扩增,并处于活化即士气高昂的状态(图5.2)。当大军数量、士气和武器都准备完成后,T细胞开始发动对肿瘤细胞的战争,所到之处肿瘤细胞片甲不留。

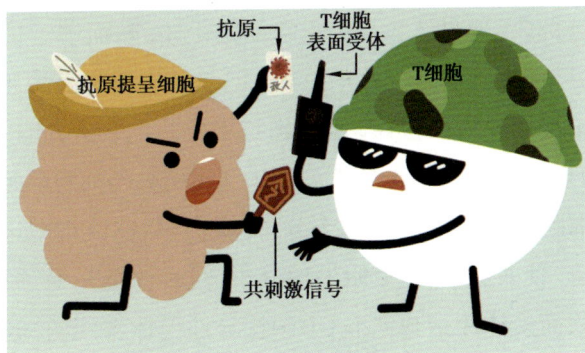

图 5.1 T 细胞作战的前提条件

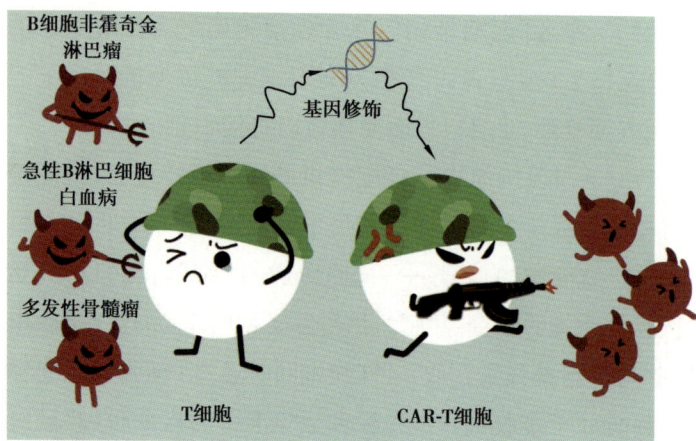

图 5.2　T 细胞经改造变成 CAR-T 细胞

5.1.2　CAR-T 细胞和 T 细胞有什么不一样？

　　由于各种原因，上述T细胞杀伤肿瘤的情形在肿瘤患者体内已经不可能实现，否则患者也不会长肿瘤。肿瘤细胞可能通过伪装，使自己和其他正常细胞一样，从而逃过抗原提呈细胞和T细胞表面受体的监视。但是肿瘤细胞表面存在着某些正常分子结构，在基因编辑技术发达的今天，可以作为T细胞表面受体识别的对象。比如，急性B淋巴细胞白血病的肿瘤细胞大多表达CD19这个分子，我们可以对T细胞进行基因改造，使其特异性识别CD19分子，这种改造是通过将其T细胞表面受体改造成具备CD19特异性受体实现的，这一受体统称为嵌合抗原的受体，经过改造的T细胞即CAR-T细胞。这种经过基因改造的T细胞将表达CD19的肿瘤细胞确定为作战目标,但是还需要依赖抗原提呈细胞提供的共刺激信号才能进行战争准备。由于CD19在体内正常细胞也有表达,正常情况下抗原提呈细胞不会识别CD19并提呈与之对应的共刺激信号,所以需要继续对T细胞进行改造,使战争准备所需要的共刺激信号与识别CD19耦联起来,不需要再识别抗原提呈细胞提供的共刺激信号,这样改造过的T细胞只要一识别CD19这一抗原,即开始将所有表面存在CD19的细胞确定为作战目标,并迅速完成战争准备,对目标进行特异、迅速的杀伤。嵌合抗原受体针对的抗原不一定只是CD19,理论上来说,可以是任何我们想针对的抗原,包括其他肿瘤细胞或病毒、细菌等病原体的抗原。

5.1.3　CAR-T 细胞有什么副作用吗?

由于在多数情况下,肿瘤细胞缺乏特异的抗原,目前CAR-T细胞针对的抗原在体内某些正常的细胞表面也有表达,因此在杀伤肿瘤细胞的同时也会导致具有这些抗原的体内正常细胞死亡。比如CD19虽然在很多急性淋巴细胞白血病和淋巴瘤细胞中表达,但是也在B细胞——体内一类负责生产抗体的细胞表面表达,针对CD19的CAR-T细胞治疗后会导致B细胞在一段时间内的缺乏,促使机体不能产生抗体和免疫功能下降。此外,CAR-T细胞在识别肿瘤细胞后,会分泌大量的细胞因子促使自身实现数量的倍增,同时增强自身杀伤活性,这对杀灭肿瘤细胞有很大的帮助。但是过多的细胞因子也会带来副反应,最常见的就是导致患者持续高热,严重时会导致患者血压下降,甚至引起组织脏器包括中枢神经系统的损伤。另外,CAR-T细胞对肿瘤细胞的过快杀伤也可能导致肾脏不能及时将肿瘤细胞裂解后释放的产物排泄出去,甚至可能导致肾脏排泄系统的堵塞,引起急性肾功能衰竭。正是因为CAR-T细胞治疗的上述风险,国家相关部门对于开展CAR-T细胞治疗的医院有着严格的准入门槛,医务工作者也需要接受相应的培训才能参与治疗,以保证患者的安全。同时随着CAR-T制备工艺的不断提高,治疗的疗效正在不断提高,而并发症正在不断减少,相信CAR-T细胞将为越来越多的肿瘤患者带来希望。

(陆军军医大学第二附属医院　王路)

5.2　CAR-T 的进化——花式 CAR-T

　　CAR-T细胞治疗作为血液肿瘤的新型治疗方案,引起了血液领域专家和患者的广泛关注。其实,这种疗法也经历了十余年的发展,CAR-T技术也在逐渐进步,向着高效、低毒的方向努力。由此产生了不同代数和特点的CAR-T细胞产品,这里梳理一下CAR-T技术的进化和分类。

5.2.1　CAR-T 细胞治疗是如何演变发展的?

　　2013年,细胞免疫疗法特别是嵌合抗原受体T细胞技术在肿瘤治疗中引起了广泛关注。近十年来,CAR-T经历了从1

代到4代的变迁，功能不断完善和强大。第1代CAR-T仅含有一个胞内信号单元，主要来自CD3ζ或者FcRg亚单位；第2代CAR-T在第1代基础上引入了1个共刺激分子，建立了T细胞受体与配体相结合的共刺激路径，在提高T细胞效应功能的同时实现了自身扩增；2个CD28及4-1BB、CD3ζ偶联形成的第3代CAR-T可增强T细胞的杀瘤能力，从而延长T细胞在体内的存活时间；最新的第4代CAR-T通过在细胞表面增加可选择性标记修饰功能，在之前的基础上增加了细胞因子的表达。

CAR-T细胞的升级换代如图5.3所示。

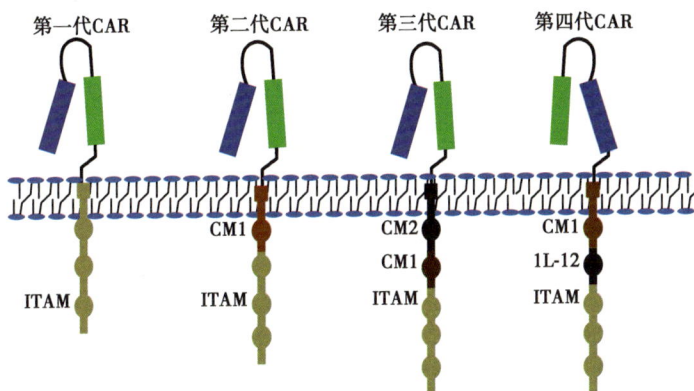

图 5.3　CAR-T 细胞的升级换代

5.2.2　CAR-T 细胞的分类及用途是什么？

陆军军医大学第二附属医院血液病医学中心在2015年以CD19为靶点的CAR-T细胞治疗救治了一例老年女性难治/复发急性B淋巴细胞白血病，输注30 d后骨髓细胞学提示完全缓解，微小残留病阴性。此后相继开展了CD19单靶点CAR-T细胞治疗在复发难治的急性淋巴细胞白血病及淋巴瘤中的应用，BCMA为靶点的CAR-T细胞治疗复发难治多发性骨髓瘤，CD19单靶点通用CAR-T细胞在复发难治的B细胞肿瘤病的应用，CD123-CAR-T细胞在复发难治急性髓系白血病等应用，那么还有哪些不同类型的CAR-T细胞呢？下面一一来介绍。

（1）按照靶点分子的不同分类

①CD19为靶点的CAR-T细胞主要适用于复发/难治的急性B淋巴细胞白血病、难治复发的B细胞非霍奇金淋巴瘤。

②CD123为靶点的CAR-T细胞主要适用于复发/难治的急性髓系白血病。

③BCMA为靶点的CAR-T细胞主要适用于复发/难治性多发性骨髓瘤。

④CD30为靶点的CAR-T细胞主要适用于复发/难治的霍奇金淋巴瘤和部分外周T细胞淋巴瘤。

⑤CD7为靶点为CAR-T细胞主要适用于复发/难治的急性T淋巴细胞白血病。

（2）按照T细胞来源不同分类

CAR-T细胞按来源分为自体CAR-T、供者CAR-T以及通用CAR-T。

最常用的CAR-T细胞是利用来自患者体内的T细胞改造制备而成，异基因造血干细胞移植后也可采用来自供者的T细胞进行制备，称为供者CAR-T细胞。还有一类T细胞既不来源于患者，也不来源于供者，而是利用健康志愿者捐献的T细胞进行制备，被称为通用型CAR-T。

CAR-T细胞在治疗血液恶性肿瘤方面具有很大的潜力和希望，并且对于某些不能接受造血干细胞移植的患者来说可作为移植的替代方法，同时还可作为造血干细胞移植的桥接治疗或者移植后复发的防治。需要注意的是，CAR-T细胞疗法属于免疫治疗，在治疗过程中容易出现细胞因子释放综合征，免疫效应细胞相关神经毒性综合征等并发症，因此确保每一种CAR-T细胞的安全性与有效性需要大范围的临床试验和长期随访，治疗极具个体化、专业性，需要医务工作者熟悉治疗方案的适应证、毒性与局限性，同时应进一步开发联合治疗方案和疾病的监测方法。

5.2.3　CAR-T 细胞疗法和造血干细胞移植如何完美结合？

鉴于造血干细胞移植和CAR-T细胞治疗各有优势，临床上可将两者有机结合，起到1+1>2的作用，比如，CAR-T细胞用于造血干细胞移植前清残留。造血干细胞移植中CAR-T细胞的预处理可以比化疗更低的毒性消除肿瘤细胞，对化疗耐药患者具有重要意义，并改善造血干细胞移植后的预后。此外，CAR-T细胞与造血干细胞移植的联合使用可以消除残留的恶性肿瘤细胞，并避免肿瘤负荷带来的CAR-T治疗后细胞释放综合征和CAR-T细胞相关性脑病综合征风险。

总之，目前CAR-T细胞治疗所呈现的内容只是其冰山一角，方兴未艾。其提高血液肿瘤患者的生存率和生活质量的功能，将随着CAR-T细胞工程设计的更新，临床应用的创新而得到提高。

（陆军军医大学第二附属医院　冯一梅，王丽）

5.3　CAR-T 细胞治疗全程副反应管理是重点

　　CAR-T细胞治疗已经成为对抗肿瘤的有力武器,那么,在挥舞这把利刃的过程中存在哪些风险(图5.4),我们又该如何真正安全地掌握这一武器呢?

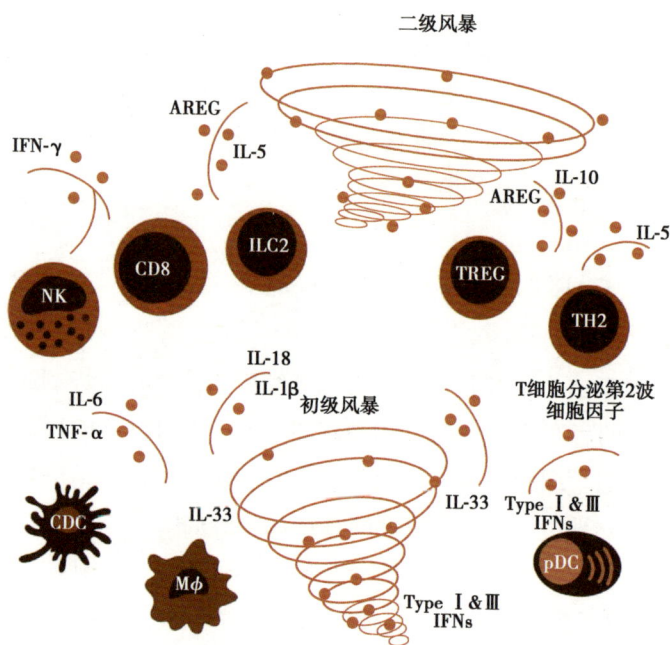

图 5.4　CAR-T 细胞因子风暴示意图

5.3.1　挥舞利刃的风险:CAR-T 细胞治疗有哪些副反应?

　　在CAR-T细胞治疗过程中,我们常见的副反应包括下述几个方面。

（1）细胞因子释放综合征

CAR-T细胞输注后，由于体内免疫细胞大量激活、溶解和杀灭肿瘤细胞，导致细胞因子被大量释放，从而引起全身免疫风暴，又称细胞因子风暴（图5.5），是CAR-T细胞治疗中最常见的不良反应。常发生在CAR-T细胞输注后的第1周内，且通常在第1~2周内达到高峰。患者在接受CAR-T细胞治疗前的肿瘤负荷越高，其发生细胞因子释放综合征的可能性越高，反应程度就可能越重。常见的细胞因子释放综合征表现为高热、心功能不全、低血压、缺氧、肺水肿、凝血功能异常、弥散性血管内凝血、转氨酶及胆红素异常、急性肾损伤及神经功能障碍等。

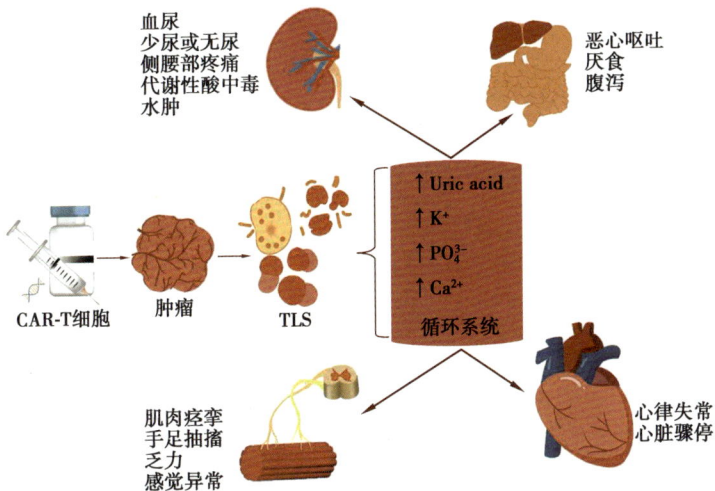

血尿
少尿或无尿
侧腰部疼痛
代谢性酸中毒
水肿

恶心呕吐
厌食
腹泻

$\uparrow$ Uric acid
$\uparrow$ K$^+$
$\uparrow$ PO$_4^{3-}$
$\uparrow$ Ca^{2+}
循环系统

CAR-T细胞　　肿瘤　　TLS

肌肉痉挛
手足抽搐
乏力
感觉异常

心律失常
心脏骤停

图 5.5　细胞因子风暴

（2）CAR-T细胞相关性脑病综合征

部分患者在CAR-T细胞输注后会出现特殊神经系统症

状,典型表现为中毒性脑病,伴注意力降低、思维混乱、焦虑、语言书写及运动障碍、失语、嗜睡和震颤等,严重病例甚至会出现癫痫、肌无力、大小便失禁、精神迟钝、颅内压增高和脑水肿等症状。CAR-T细胞相关性脑病综合征持续时间长短不一,从数小时到几周不等,严重的CAR-T细胞相关性脑病综合征可能会迅速导致患者死亡。

（3）肿瘤溶解综合征

肿瘤溶解综合征是在CAR-T细胞输注后,肿瘤细胞快速死亡、溶解,细胞内各种电解质、核酸、蛋白质及代谢产物突然释放入血所引起的代谢紊乱综合征。主要表现为高尿酸血症、高钾血症、高磷血症、低钙血症等代谢异常。少数严重患者可能发生急性肾功能衰竭、心律失常、弥散性血管内凝血等情况。

（4）急性输注反应

急性输注反应主要包括过敏反应和发热反应。CAR-T细胞制备过程中的某些成分可能成为机体的致敏原,输入后导致发热、头昏、皮疹、瘙痒等过敏反应,严重者甚至可能出现过敏性休克。

（5）感染

输注CAR-T细胞后,患者有可能发生包括细菌、真菌、支原体在内的感染,并可能与细胞因子释放综合征同时发作。当患者出现发热、气促、精神状态改变、血象改变、降钙素原等感染指标升高等情况时,需考虑感染,一定要及时告知自己的主管医生。

（6）CAR-T细胞对共表达靶抗原组织损伤的脱靶效应

CAR-T细胞的靶抗原往往也一定程度上表达于正常组织及器官表面，所以其在杀伤肿瘤细胞时，无法完全避免对正常组织和器官产生交叉免疫杀伤。目前较常见的脱靶效应为B细胞发育不良，主要见于靶向CD19的CAR-T治疗后。CAR-T19主要针对表达CD19的细胞，其中也包括正常的B细胞。因此接受CART-19治疗的患者会出现B细胞发育不良的症状，B细胞产生的免疫球蛋白数量减少，进而导致低丙种球蛋白血症，引起感染风险增加。

（7）CAR-T细胞对非靶抗原的交叉毒副反应

在T细胞受体疗法的临床试验中已经证实，即使靶抗原与正常组织抗原不同，部分序列或结构上的相似性也有可能触发交叉免疫反应。尽管目前在CAR-T细胞治疗的临床试验中还未有类似报道，但基于两种治疗技术的相似性，接受CAR-T细胞治疗患者也有发生交叉毒副反应的潜在风险。

5.3.2 CAR-T细胞治疗副反应的临床管理

上述CAR-T细胞治疗过程中可能出现的副反应威胁着患者的安全，也影响着广泛应用CAR-T细胞治疗这一有力武器。但通过科学规范的临床管理，可以将风险降到最低。

（1）输注CAR-T细胞前的预防措施

医生会对患者一般情况及肿瘤情况进行全面评估，以符合CAR-T细胞治疗严格的入组标准。另外在输注CAR-T细胞前1 h内，应给予预防高热、抗过敏和镇静药物，以防止和减轻

CAR-T细胞急性输注反应。

（2）输注CAR-T细胞后常见副反应的临床管理

依据既往的经验，患者在接受CAR-T细胞输注后，至少还要住院观察14 d，其间每小时记录体温、心率、呼吸、血压，每天检测血常规、血生化、白细胞介素-6等细胞因子，以评估各器官功能及体内炎性反应情况。

细胞因子释放综合征是可逆性的炎症反应过程，其治疗方案首先不能明显影响T细胞的活性和效率，以便CAR-T细胞能达到最佳疗效，其次也必须要控制住相关症状。常规用于防治细胞因子释放综合征的药物包括糖皮质激素、芦可替尼、托珠单抗、依那西普等。目前尚无逆转神经系统毒副反应的方法，只能对症治疗，地塞米松通常被列为首选用药；出现严重神经系统症状的患者需完善头颅CT、磁共振成像及脑脊液检查，出现癫痫的患者需立即抗癫痫治疗。对于肿瘤负荷较高的患者，进行CAR-T细胞治疗前需要通过预处理降低肿瘤负荷，同时通过水化、碱化、利尿等多种手段减少肿瘤溶解综合征出现的概率。接受CART-19细胞治疗的患者，无论是在住院期间还是出院后门诊随诊，均需进行CD19$^+$B细胞功能的监测，若出现B细胞发育不良可采用静脉输注丙种球蛋白的方式替代治疗。

（3）患者出院后的管理

接受CAR-T细胞治疗的患者在出院前需由医生进行全面评估，以保证患者能够安全出院。患者家属需要考虑路途中和居家治疗时所需的药物及护理物品的准备，同时要熟练掌握中心导管护理等常规操作流程，学会识别感染的预防以及何种情况可能需要医疗干预的基本原则。此外，患者及其家属的心理护理也起着十分重要的作用。

随着CAR-T细胞治疗的普及，治疗的有效性和临床安全性逐步提高，其副反应的发生率必将不断降低。患者及家属通过了解CAR-T细胞治疗的作用原理，对治疗相关副反应的起因、症状和治疗措施会有更加深刻的理解，有助于更好地配合医护人员做好治疗期间和治疗后的整体管理，以及门诊、住院和家庭环境的多方位护理协调，这必将能够大大提高患者的治疗成功率和生活质量。

（联勤保障部队第九二〇医院　王三斌，罗乐）

5.4　CAR-T 细胞治疗能替代造血干细胞移植吗？

CAR-T细胞治疗作为一种新的治疗策略，具有良好的反应性和安全性，极具临床应用前景。但目前期望CAR-T细胞治疗完全替代造血干细胞移植还为时尚早，仍有诸多问题需要研究解决。

5.4.1　CAR-T 细胞治疗的局限性有哪些？

（1）适合CAR-T细胞治疗的病种有限

现有CAR-T细胞治疗主要限于急性B淋巴细胞白血病、淋巴瘤及多发性骨髓瘤，适用于急性髓系白血病的CAR-T细胞尚处于探索阶段。另外骨髓增生异常综合征、再生障碍性贫血、地中海贫血等疾病目前均没有合适的靶点来进行CAR-T细胞治疗。

（2）CAR-T细胞脱靶问题目前还难以克服

CAR-T细胞需要对肿瘤表面抗原进行特异性识别，才能确保其仅攻击肿瘤细胞而不对正常组织造成损伤。然而肿瘤会通过下调或丢失表面抗原，从而逃逸免疫系统的识别，一旦CAR-T细胞失去对肿瘤细胞的攻击和杀伤作用，那么CAR-T细胞治疗后患者复发率就会增高，远期生存及预后不尽如人意，如B细胞淋巴瘤患者在使用靶向CD19的CAR-T细胞治疗后，存在高达60%的疾病复发率，以CD19抗原丢失为特征。

（3）CAR-T细胞在体内持久性的问题

在肿瘤疾病中，长期的抗原刺激会导致T细胞耗竭，这些耗竭的T细胞增殖能力差、效应功能低，有充分的研究证据表明CAR-T细胞同样容易发生耗竭。与CAR-T相比，造血干细胞移植在多个机制层面上具有杀伤白血病细胞的作用，移植预处理本身可以杀伤肿瘤细胞，多种免疫细胞（T细胞、NK细胞等）在移植的不同时期均可发挥抗白血病作用。而CAR-T细胞作用机制单一，在体内的存续时间远不如移植中完全嵌合的供者细胞持久，因此，虽然CAR-T治疗缓解率高，有着卓越的短期缓解效果，但当CAR-T细胞耗竭后，随之而来的问题可能就是疾病复发。

（4）CAR-T细胞来源问题

目前CAR-T细胞治疗主要采用患者淋巴细胞来源的自体CAR-T细胞，自体CAR-T细胞虽然安全性好、无移植物抗宿主病风险,但制备时间通常需要数周,在制备过程中存在患者出现疾病进展、成品容易受到肿瘤细胞污染导致治疗后复发等缺点。同时在制备CAR-T细胞的过程中,白血病细胞也可能被转导成CAR结构,其可以屏蔽自身CD19抗原,正常CAR-T细胞无法发挥作用,导致治疗后复发,而供者来源和通用型CAR-T细胞在治疗有效性和安全性上仍需较长期的研究。

综上所述,短期内CAR-T细胞治疗代替造血干细胞移植是不现实的,但目前CAR-T细胞治疗技术与造血干细胞移植技术之间并没有相互竞争或者矛盾,而是相辅相成。目前造血干细胞移植在恶性血液病的治疗中仍面临诸多挑战,比如供者选择、预处理强度、移植相关并发症、移植后复发等。随着CAR-T细胞相关临床试验在全世界范围内大规模开展,越来越多的研究证实CAR-T细胞治疗与造血干细胞移植相结合,可成为提高移植成功率的有效手段。

5.4.2 CAR-T细胞治疗可以与造血干细胞移植联合吗?

在移植之前,复发/难治血液肿瘤患者体内肿瘤负荷高,身体状况差,难以通过化疗方式达到缓解,失去了接受移植的机会,即使强行移植成功,微小残留病变阳性的患者也面临着更多的复发风险。但通过前期的CAR-T细胞治疗,患者就有机会达到完全缓解,能顺利桥接至移植,取得最好的移植效果。有研究表明,复发/难治急性淋巴细胞白血病患者接受传统化疗后能顺利桥接异基因造血干细胞移植者仅占

5%，而经过CAR-T细胞治疗后，50%左右的患者可桥接异基
因造血干细胞移植，大大增加了复发/难治急性淋巴细胞白血
病患者接受移植的机会。另有实验数据显示，在移植前进行
CAR-T细胞治疗可以减少移植过程中高剂量化疗的毒性，提
高患者的生存质量。在移植之后，疾病再次进展或复发是患
者面临的一个巨大难题，此时单纯化疗往往无法控制疾病，
既往常用的方法是二次移植或供者淋巴细胞输注，但移植相
关并发症及死亡的概率也相应增高。使用供者T细胞来源针
对复发肿瘤表型的CAR-T细胞可有效消灭移植后复发患者
的肿瘤细胞，与二次移植及供者淋巴细胞输注相比，CAR-T
细胞治疗能够明显提高抗肿瘤效率，同时降低对正常组织的
损伤，减少移植物抗宿主病发生，是一项重要的挽救性治疗
措施。随着研究的不断深入，在不远的未来，CAR-T细胞治疗
将与造血干细胞移植治疗一起，成为治疗恶性血液系统疾病
的主要手段，造福广大患者。

CAR-T细胞治疗与造血干细胞移植比较见表5.1。

表5.1　CAR-T细胞治疗与造血干细胞移植的比较

项目	CAR-T	造血干细胞移植
适应证	急性B淋巴细胞白血病 淋巴瘤 多发性骨髓瘤 急性髓系白血病	各种恶性血液系统疾病 重型再生障碍性贫血 阵发性睡眠性血红蛋白尿 所有先天性造血系统疾病和酶缺乏所致的代谢性疾病（如范科尼贫血、镰状细胞贫血、重型地中海贫血，以及重型联合免疫缺陷病等）

续表

项目	CAR-T	造血干细胞移植
来源选择	自体 CAR-T 供者来源 CAR-T 通用型 CAR-T	亲缘间全相合供者 亲缘间单倍体(半相合)供者 非亲缘全相合供者 脐血造血干细胞
可能存在的副反应	细胞因子释放综合征 脑病综合征 肿瘤溶解综合征 急性输注反应 感染 脱靶效应 复发	预处理期间:预处理毒性、细胞因子释放综合征、肿瘤溶解综合征等 近期:移植物抗宿主病、感染、植入失败或者移植物排斥、复发、出血性膀胱炎、淋巴细胞增殖性疾病、移植物功能不良、肝静脉阻塞综合征等 远期第二肿瘤生殖功能损伤生长发育迟缓、慢性移植物抗宿主病等

(联勤保障部队第九二〇医院 王三斌,罗乐)

5.5 通用免疫细胞疗法:肿瘤免疫疗法的"新星"

CAR-T细胞疗法为难治、复发B细胞白血病及淋巴瘤患者带来了治愈的曙光。但是除了高昂的治疗费用,CAR-T细胞疗法仍然有许多不足。其中,患者T细胞采集失败、CAR-T细胞制备失败、CAR-T细胞制备期间患者疾病进展死亡等因素限制了其在血液系统疾病治疗中的广泛应用。导致上述问题的关键原因是CAR-T细胞治疗的个性化定制特点。每个人的免疫细胞都有"排除异己"的能力,外来免疫细胞输注到患者体内就像"天空人"入侵"阿凡达"部落,必然会导致患者免疫系统紊乱。为了有效解决上述问题，通用免疫细胞疗法成为新一代肿瘤免疫疗法。此法是通过人体天然的免疫耐受机制及基因编辑技术，使本不属于患者的细胞在患者体内得以生存并发挥抗肿瘤效应，即像药物一样实现"通用"，如同"阿凡达"电影中的转生技术，能使本土的"阿凡达"也就是患者本身的免疫系统无法轻易认出人造"阿凡达"，这群人造"阿凡达"也可以进一步激活患者本身的免疫系统并同仇敌忾对抗癌细胞。正是因为这样的优势，近几年通用免疫细胞疗法逐渐成为血液肿瘤免疫疗法的"新星"，也成为造血干细胞移植的得力助手。本节主要介绍通用免疫细胞疗法的种类及未来发展方向。

5.5.1　什么是 CAR- 自然杀伤细胞？

除了T细胞可以改造，自然杀伤细胞（NK细胞）也可以"武装"成CAR-NK细胞。NK细胞是人固有免疫细胞中杀伤能力最强的一类细胞，健康供者的正常NK细胞在回输至患者体内后也能发挥一定的肿瘤杀伤作用。类似功能在急性髓系白血病的治疗中首次得到了验证，但是对于难治、复发/难治血液肿瘤的效果欠佳。为了进一步提高NK细胞疗法的抗肿瘤能力，CAR-NK细胞疗法横空出世，其原理是通过CAR"武装"NK细胞，相当于NK细胞功能获得两个强力加成：一是"火眼金睛"能一眼认出狡猾伪装的肿瘤细胞；二是"金箍棒"大大增强了NK细胞杀伤肿瘤细胞的能力，使孙悟空从石猴变成了"齐天大圣"。目前CAR-NK细胞的初步有效性已经在复发/难治急性髓系白血病及B细胞非霍奇金淋巴瘤中得到初步验证。值得注意的是，相比CAR-T细胞，CAR-NK细胞的扩增能力有限，体内存续时间短，对于恶性程度高或增殖活性旺盛的肿瘤细胞抗肿瘤效果有限。为了让NK细胞这个"资质平平"的小卒有更好的抗肿瘤能力，研究者从细胞因子、CAR工程化等方面对CAR-NK细胞进行了进一步改良，希望CAR-NK细胞经过更多加成而获得独当一面的能力。

5.5.2　什么是通用 CAR-T 细胞？

通用CAR-T细胞疗法主要通过两种途径实现，首先，病毒特异性T细胞及γδT细胞有类似NK细胞的免疫豁免能力，可以直接作为通用免疫细胞疗法的原材料，也可以理解为掌握的72变的孙悟空（特殊T细胞）在一众猴子（普通T细胞）中被选出送至患者体内执行任务，其变化伪装可以防止患者体内的免疫细胞对其进行杀伤；其次，在目前各种基因编辑技术蓬勃发展的基础上，将普通的CAR-T细胞通过工程化改造以达到免疫豁免也在逐步实现。如同"西游记"中以假乱真的六耳猕猴，不是孙悟空但是却高度相似，同样也可以达到欺骗患者免疫系统并杀伤肿瘤细胞的作用。相比CAR-NK细胞疗法，通用CAR-T细胞疗法的有效率更高，但毒副作用也可能更大，就像未经驯服的"齐天大圣"和捣乱的六耳猕猴"艺高人胆大"都可能不利于"西天取经"之路，需要强有力的支持治疗和及时的并发症处理，也就是需要一个"金箍"来限制其作用。

三者比较见表5.2。

表5.2　普通CAR-T与通用CAR-T及CAR-NK细胞的区别

指标	普通 CAR-T 细胞	通用 CAR-T 及 CAR-NK 细胞
产品	私人定制	同种疾病通用
等待时间	等待一周以上	随时可用
扩增	强扩增	扩增受限
续存	存续时间长	存续时间短
安全风险	细胞因子释放综合征	移植物抗宿主病
成本	较高	较低
现状	已有上市产品	临床试验阶段

综上所述，相比自体的CAR-T细胞疗法，虽然通用免疫细胞疗法有诸多优点，但是过度编辑以获得免疫豁免的细胞因不受患者免疫系统"监督"，也会带来一些危险，这也导致了目前的通用免疫细胞疗法无法单独作为一个治疗模式，进一步突出了移植在通用免疫细胞疗法中的重要性。移植的全面清除也能进一步巩固疗效，缓解由通用细胞疗法导致的并发症。

（陆军军医大学第二附属医院　黄瑞昊）

5.6　自然免疫的抗癌利器——NK 细胞治疗

近几年细胞免疫疗法在抗癌、抗感染治疗中相当火爆，例如120万元一针的免疫治疗界传奇"CAR-T"细胞治疗，在抗癌大战中引发了轩然大波。为此医务人员投入大量人力物力进行免疫疗法研究，现阶段除了基于T细胞、B细胞的免疫细胞疗法，以NK细胞、NK/T细胞、CIK细胞等为代表的免疫细胞疗法也在肿瘤的治疗中展现了自己的魅力，很多研究机构或者医院进行了大量临床试验。接下来就跟大家探讨一下什么是NK细胞治疗，NK细胞治疗能治疗哪些疾病。

5.6.1　什么是 NK 细胞？

人体的血液里住着许多种细胞，它们各司其职，负责着免疫、造血、凝血等重要工作，维护人体健康系统的循环与运作。在这一群细胞中，有一类细胞被称为NK细胞，即自然杀伤细胞，主要分布于骨髓、外周血、肝、脾、肺和淋巴结。NK细胞主要负责抗肿瘤、抗病毒和免疫调节的相关工作，处于非常重要的位置。它既可以直接杀死肿瘤细胞或感染细胞，也可以间接帮助抗体和T细胞消除肿瘤、病毒等。NK细胞被认为是最有潜力的肿瘤杀伤效应细胞之一，是人体抵抗感染和抗肿瘤的第一道防线。

5.6.2　NK 细胞的作用是什么？

与T细胞和B细胞不同，NK 细胞不需要特异性中间物质就可识别并杀伤靶细胞。这主要依赖其表达的多种激活受体和抑制受体,两者间的平衡决定着 NK 细胞的杀伤作用。NK细胞如同人体的巡警不断巡逻,根据表面受体,与主要组织相容性复合体(major histocompatibility complex,MHC)或非MHC类配体相结合,传递抑制性或活化性信号,从而调节杀伤作用。在正常组织细胞中,抑制性受体与组织相容性复合物Ⅰ(MHC-Ⅰ)类分子结合产生的抑制信号占主导地位,这就像停战信号,这时的NK细胞不会被激活,自身细胞/组织也不会被破坏。然而肿瘤细胞或被感染的细胞表面的MHC-Ⅰ类分子发生改变,抑制性受体与MHC-Ⅰ结合受阻,停战信号无法发出,这时NK细胞被激活,它们像士兵一样对异常细胞/组织发起攻击,并杀伤它们。NK细胞对肿瘤具有强大的细胞溶解活性,是具免疫监视、免疫应答、免疫记忆三大功能于一身的全能型免疫细胞,在调节机体免疫防御中起着至关重要的作用。同时NK细胞是阻止肿瘤生长初期的重要制动器。因此当NK细胞功能失调或受损时,就会导致一系列疾病事件。但是随着疾病的发展,NK细胞的抵抗能力也在逐渐减

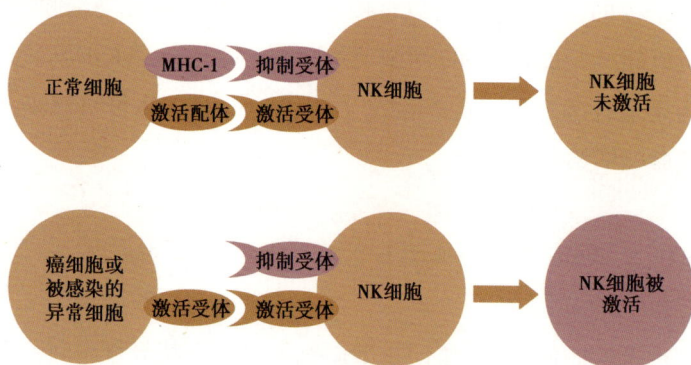

图 5.6 NK 细胞杀灭肿瘤细胞的作用机制

弱，肿瘤因子促进NK细胞耗竭，因此补充NK细胞或增强其杀伤毒性，在疾病的治疗与抵抗中显得尤为重要。

NK细胞杀灭肿瘤细胞的作用机制如图5.6所示。

5.6.3　NK 细胞在疾病治疗中发挥哪些作用？

NK细胞的临床应用过程通常为细胞提取（自体或脐带血）、体外培养、静脉回输3个步骤，临床应用于各种血液系统肿瘤和实体肿瘤的治疗。NK细胞既可直接杀伤肿瘤细胞，也可起到调节机体免疫功能的作用。随着研究的进一步深入，NK细胞的功能逐渐被发现，并在肿瘤治疗中展现出其价值。而更多的疾病治疗也逐渐开启了免疫疗法时代。

（陆军军医大学第二附属医院　赵璐，王丹）

5.7　神奇的间充质干细胞：干细胞中的"MVP"

间充质干细胞（mesenchymal stem cell, MSC）存在于身体的多个组织器官中，没有明显特征，甚至没有可以鉴别的特征性标志，但它神通广大，当机体需要时可以变身为身体中各种组织器官的细胞。比起干细胞家族中的其他成员，间充质干细胞尤其受研究人员和投资者的重视和青睐，被誉为干细胞中的"MVP"。

5.7.1　间充质干细胞的"身世之谜"

　　间充质干细胞是一类早期未分化细胞,具有自我更新、自我复制、快速增殖及多向分化潜能等特点,可通过定向分化、分泌细胞因子、修复微环境达到修复组织器官、调节免疫的作用。在连续传代培养和冷冻保存后仍具有多向分化潜能,被医学界称为"万用细胞"。间充质干细胞来源于间充质,也就是胚胎发育早期的中胚层和外胚层未成熟的胚胎间叶组织,根据间充质所在组织的不同间充质干细胞可分为脂肪间充质干细胞、骨髓间充质干细胞、脐带间充质干细胞和胎盘间充质干细胞等。由于其"能力强大,易提取"而受到研究人员和投资者的追捧,近几年来更被神化成美容界的驻颜"神器",然而这仅仅是它强大功能的冰山一角。

5.7.2　间充质干细胞强大的"能力"

　　间充质干细胞具有自我复制的能力和强大的分化潜能,能在体内或体外特定的诱导条件下,分化为脂肪、骨、软骨、肌肉、肌腱、韧带、神经、肝、心肌、内皮等多种组织细胞。"人造器官"——几代科研人追逐的梦想,也许在它身上可以实现。

　　人体间充质干细胞的多向分化潜能如图5.7所示。

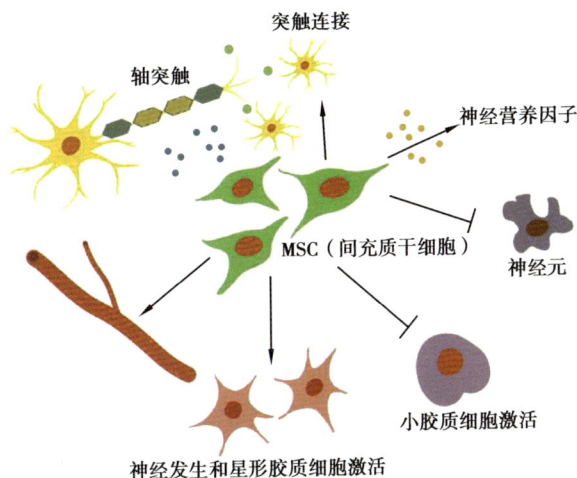

图 5.7 人体间充质干细胞的多向分化潜能

5.7.3 间充质干细胞是干细胞界无法取代的"MVP"

间充质干细胞拥有其他干细胞所没有的优点，具体如下撰述：

（1）辅助造血功能

间充质干细胞参与血细胞的生成过程，是造血微环境的重要组成部分，在造血干细胞移植过程中具有修复造血微环境，促进造血功能重建的作用。

（2）定向修复功能

间充质干细胞被外来因素激活，然后"定向导航"到损伤部位进行修复工作。这种功能不仅让间充质干细胞本身对许多机体损伤造成的疾病有治愈作用，还被应用到癌症治疗的临床研究中。有的科学家选择让它作为携带抗肿瘤药物的载体，定向迁移到肿瘤部位，从而实现有效的肿瘤治疗。

（3）免疫调节功能

间充质干细胞通过分泌细胞因子，对T细胞、B细胞和NK细胞活性产生影响，发挥调节免疫作用。目前，间充质干细胞应用于造血干细胞移植后移植物抗宿主病的预防和治疗，已取得较好的疗效。

除此之外，间充质干细胞还具有修复衰老、损伤或病变组织器官的能力。有研究用间充质干细胞治疗骨和肌肉衰退性疾病、心脑血管疾病、肝病、脑及脊髓神经损伤和阿尔茨海默病等。有些不良商家将间充质干细胞的这一作用放大，宣传输注间充质干细胞可以达到返老还童的作用。目前这方面的临床研究还没有得到确切的结论，因此不建议患者尝试。

当然，间充质干细胞确实是临床细胞治疗的重要细胞成分，在损伤修复、免疫调节等方面应用广泛。目前，我国已经在间充质干细胞临床研究中取得了一些成果，比如运用间充质干细胞防治造血干细胞移植后移植物抗宿主病（排异），以及促进干细胞植入等都有成功的经验报道。相信在未来，间充质干细胞还能给我们带来更多的惊喜。

（陆军军医大学第二附属医院　刘焕凤）

5.8 间充质干细胞是造血干细胞移植的好帮手

关于间充质干细胞治疗疾病的研究已经开展多年，间充质干细胞在脑卒中、脊髓损伤、糖尿病、骨关节炎等疾病的临床治疗研究中取得了一定的进展。目前国际上开展了多个不同学科的关于间充质干细胞的应用及研究（图5.8）。

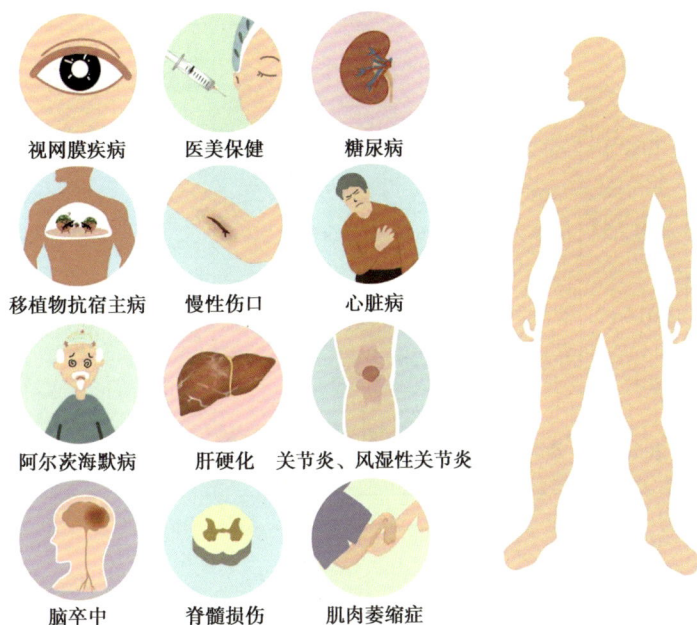

视网膜疾病　医美保健　糖尿病

移植物抗宿主病　慢性伤口　心脏病

阿尔茨海默病　肝硬化　关节炎、风湿性关节炎

脑卒中　脊髓损伤　肌肉萎缩症

图 5.8　间充质干细胞可用于多种疾病的治疗

间充质干细胞的应用研究见表5.3。

表5.3　间充质干细胞的应用及研究

年份	国家	商品名（公司）	适应证
2009.10	比利时	ChondroCelect（TiGenix）	膝关节软骨缺损
2010.5	美国	Prochymal（Osiris）	I型糖尿病
2010.7	澳大利亚	MPC（Mesoblast）	骨修复
2011.7	韩国	Hearticellgram-AMI	急性心梗
2012.1	韩国	Cartistem（Medi-post）	退行性关节炎和膝关节软骨损伤
2012.1	韩国	Cuepistem（Anterogen）	复杂性克隆氏病和肛瘘
2012.5	加拿大	Prochymal（Osiris）	儿童移植物抗宿主病
2014.12	意大利	Holoclar（意大利凯西制药）	重度角膜缘干细胞缺陷症
2015.9	日本	（Temcell）Mesoblast	移植物抗宿主病
2018.4	韩国	AstroStem（生物之星干细胞研究所）	阿尔茨海默病

5.8.1　调节免疫，有效预防和治疗急慢性移植物抗宿主病

移植物抗宿主病，也就是人们常说的"排斥"反应，可以说是造血干细胞移植中影响患者长期存活以及生活质量最重要的并发症。间充质干细胞本身具有低免疫原性，通俗地讲，在不同人群使用时，引起免疫排斥反应的概率很低。另

外，间充质干细胞还具有免疫调节作用。研究表明，间充质干细胞可以通过影响其他多种免疫细胞而发挥免疫调节作用。因此，间充质干细胞的低免疫原性和免疫调节特性为其作为临床预防和治疗造血干细胞移植术后排斥反应提供了可能，目前已有多项间充质干细胞预防和治疗排斥反应的临床研究正在进行中。

移植物抗宿主病分为急性和慢性移植物抗宿主病。一般来说，发生在移植后100 d内的排斥反应称为急性移植物抗宿主病，超过100 d的被称为慢性移植物抗宿主病，部分患者的症状和发生时间存在不一致性，这个时候主要根据患者临床症状来确定属于何种类型的"排斥"反应。对于急性"排斥"反应，涉及的脏器通常是皮肤、肝脏、肠道，间充质干细胞在以上各个脏器都有较好的疗效显示。预防方面：临床医生在接诊患者时早期筛选、识别可能发生"排斥"反应的高风险患者，预防性输注间充质干细胞，可有效减少后续急慢性"排斥"反应的发生。治疗方面：间充质干细胞单独或者联合激素、CD25单抗以及其他的免疫抑制可以有效治疗急性"排斥"反应。慢性排斥涉及的脏器非常广泛，略显夸张地讲，人类全身的脏器都可以作为"排斥"反应的靶器官，通常的发病脏器涉及皮肤、肝脏、肠道、各种腺体（泪腺、汗腺、生殖腺体等）。正如急慢性"排斥"反应的名字那样，急性排斥反应的患者给人的感受是症状紧急，而慢性"排斥"反应则给患者和医生一种"此恨绵绵无绝期"的感觉。通常，发生急性"排斥"反应的患者后续再发生慢性"排斥"反应的概率极高。已有研究证实,经间充质干细胞治疗的急性"排斥"反应患者,后期再发生慢性"排斥"反应的概率也会降低。间充质干细胞作为治疗慢性移植物抗宿主病的有效治疗手段,被作为慢性移植物抗宿主病的二线治疗方案写入《慢性移植物抗宿主病诊断与治疗中国专家共识(2024年版)》。

5.8.2 促进造血干细胞植入

间充质干细胞在发现之初已被证实可以维持并且增加CD34$^+$造血干细胞的特异性集落形成单位,从而参与调节造血细胞的生长。

在造血干细胞移植中,各个经验丰富的移植中心为了提升造血干细胞的植入率,通常会选择间充质干细胞这一安全性好、疗效可保障的治疗手段。通常将间充质干细胞用于以下方面:

①本身年龄大,移植前化疗次数多,化疗后全血细胞减少时间长、并发症多的患者。

②当患者体内有抵抗供者的抗体(供者特异性抗体)时,造血植入失败的可能性大,可以选择间充质干细胞作为辅助植入的手段。

③造血干细胞数量尤其以CD34$^+$细胞量采集不理想时。

④供者年龄大,或者女性供者孕产次数较多时,移植前评估发生植入失败风险较大时,输入1次或多次间充质干细胞被观察到有良好效果。

此外，在部分非恶性血液病，比如接受造血干细胞移植的再生障碍性贫血患者中，将免疫抑制剂与间充质干细胞治疗相结合，可以改善患者血细胞的植活。

5.8.3 轻炎症反应，协同抗感染

剧烈的炎症反应会损伤脏器，引发纤维化，也可以诱发炎症因子风暴，从而开启感染—"排斥"反应夹杂的双重模式，极大地威胁着患者长期生存时间和生存质量。重症感染的患者接受间充质干细胞治疗，可以借助其免疫调节作用，减轻炎症反应，与其他的抗感染措施一起，起到协同抗感染的作用。

在造血干细胞移植中，间充质干细胞以抗炎、抗感染身份还可以治疗出血性膀胱炎。

迟发性出血性膀胱炎是患者移植后常见的并发症，多为巨细胞病毒激活导致。出血性膀胱炎并发症绵延不绝，正如患者的临床表现一样，尿频、尿痛、尿不尽，甚至出现血尿、血块，并可能伴发或诱发泌尿道的移植物抗宿主病，最终可能导致膀胱造瘘等严重并发症的发生。在出血性膀胱炎常规治疗的基础上（水化、碱化、强迫利尿、预防细菌感染），联合使用间充质干细胞，一方面，有助于减少炎症反应导致的内皮黏膜损伤，防止出血加重，缩短出血性膀胱炎的治疗疗程；另一方面，对于可能合并的移植物抗宿主病亦有覆盖，防止病毒与"排异"双重因素夹杂而加重出血性膀胱炎症状。

　　总之，各种细胞治疗如雨后春笋般兴起，为诸多难治性疾病提供了一条有效治疗途径。与其他的干细胞相似，间充质干细胞从发现之初就遭到了一些质疑，但近年来大量的研究成果以及临床疗效增强了临床医生对这种细胞治疗的信心，间充质干细胞开始显示出巨大的临床治疗应用前景。作为从事造血干细胞移植的血液科医生，笔者真心希望研究间充质干细胞作用机制可以更加深入，健全临床应用规范，以为造血干细胞移植的患者带来更多的保障和治疗获益，真正成为为移植患者保驾护航的"精英护卫队"。

（陆军军医大学第二附属医院　姚洽）

第六章

"细"语轻言

6.1 重型再生障碍性贫血的治愈，供体选择是关键
——人生"春季"遇波澜，正确移植"启新生"

今天分享的案例是一位乐观积极的小萝莉在面临第一次移植失败后，通过陆军军医大学第二附属医院血液病医学中心移植团队积极寻找失败原因，最后战胜病魔的故事……

患者自述：

2017年那年我刚满20岁，作为家中独女，在老师和同学眼里我是一名品学兼优的好学生，在父母眼中我是一个孝顺

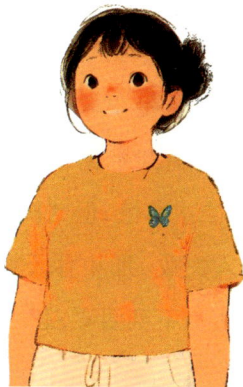

图 6.1

听话的乖乖女，集万千宠爱的我还没来得及开始我的人生，韩剧的悲情故事却戏剧性地发生在我的身上。

我在2017年12月初出现全身皮肤瘀点瘀斑、口腔黏膜出血症状，当地医院查血常规提示：白细胞计数0.69×10^9/L、血红蛋白83 g/L、血小板计数1×10^9/L；骨髓细胞学提示骨髓增生重度减低，巨核细胞未见。骨髓活检：骨髓增生减低，非造血组织增多，被诊断为重型再生障碍性贫血。因为"我的骨髓不造血了"，我可能随时死亡。我当时才20岁，花一样的年纪，还没开始自己的人生，我和家人都震惊了，一时间不知如何是好，连忙在网上搜索查询了解了这个病。医生和网上都说尽快行造血干细胞移植可以治疗。出于对"生"的渴望，我马上与我母亲进行HLA配型，于2018年1月1日在重庆某三甲医院进行母供女单倍体造血干细胞移植。移植很成功，供者造血干细胞完全植入。我们终于松了一口气，当时我们真的觉得这个病已经彻底治好了，但是命运又给我开了个大大的玩笑，移植后5个月我去医院定期复查血常规时发现白细胞、血小板进行性下降，供者植入指标从100%下降至24.42%，复查骨髓提示骨髓增生减低，骨髓小粒及巨核细胞少；骨髓活检：骨髓增生极度低下，造血细胞少见。医生说我出现了迟发型植入失败，只有选择二次移植，但二次移植的风险可能很高，也可能再次出现植入失败。那年春天来得特别晚，5月的阳光洒在我的身上丝毫感受不到温暖，但是我的父母仍不愿放弃我，辗转打听，联系到陆军军医大学第二附属医院血液病医学中心。6月18日这天是我的命运的转折点，陆军军医大学第二附属医院高蕾教授接待了我并帮我寻找到我第一次迟发性移植的失败原因，原来我和我的父母均带有遗传性骨髓衰竭基因，我是一名成人范科尼贫血（一种先天造血衰竭性疾病）患者，我的父母均为范科尼贫血致病基因携带者。高蕾教授建议我换用骨髓库供者，经过积极寻找，陆军军医大学第二附属医院在中华骨髓库搜寻到一位HLA全相合供者，2018年9月14日我进行了二次造血干细胞移植，骨髓库供者干细胞在我的身体里生根发芽。

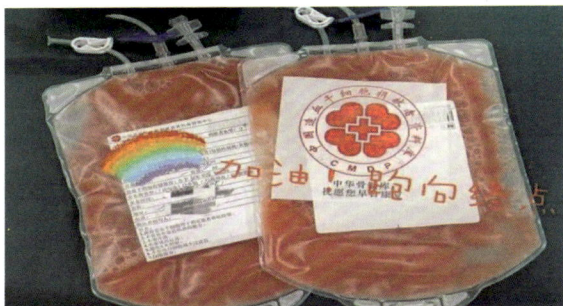

(a) 骨髓库供者干细胞给我带来"生"的希望

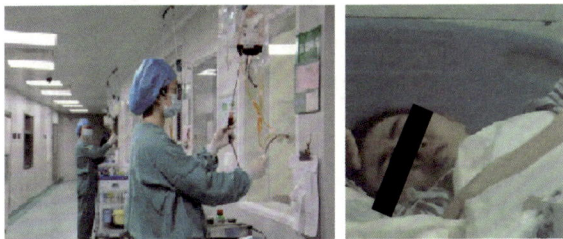

(b) 我在陆军军医大学第二附属医院的层流病房接受
第二次造血干细胞移植

图 6.2

一晃过去4年了，现在的我已经回归社会，开启我"新的人生"。感谢陆军军医大学第二附属医院血液病医学中心医生护士们的努力，感谢他们不放弃、不抛弃，竭尽所能为患者寻找生的希望！

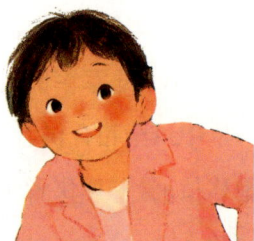

(a) 移植后2年，重返校园 　(b) 移植后4年，开始新的生活

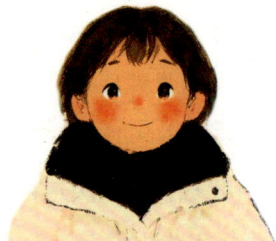

图 6.3

专家点评:

患者诊断重型再生障碍性贫血。异基因造血干细胞移植术是治疗重型再生障碍性贫血的有效手段，随着HLA单倍体造血干细胞移植技术的进步，其在重型再生障碍性贫血中的治疗应用更为广泛。患者首次母供女HLA单倍体造血干细胞移植术后出现迟发型植入失败，寻找多种原因发现患者患有范科尼贫血，其父母均为范科尼贫血基因携带者，证实患者第一次单倍体造血干细胞移植植入失败的原因系范科尼贫血基因所致。

目前，对于儿童再生障碍性贫血患者，医生常规会进行造血衰竭基因筛查，但成人再生障碍性贫血患者造血衰竭基因筛查尚未得到重视。该例患者在首次单倍体移植过程中未进行供受者造血衰竭基因检测，在移植后5个月出现造血供者植入失败。后经基因检测证实患者本人及其父母亲均携带造血衰竭基因。因此,患者父母均不适合作为患者造血干细胞移植供者。

移植失败原因

患者

突变基因	染色体位置	转录本ID	突变位置	核苷酸改变	氨基酸改变	dbSNP	纯合/杂合	相关疾病/表型	遗传方式	PMID
FANCI	chr 15:N980 4072	NM_001 113378	Exon4	c.286C>A	p.E96K	rs149243 307	纯合	范科尼贫血互补 I组	AR	—
SLX4	chr 16:3640 784	NM_032 444	Exon12	c.2854_2855 delinsAT	p.A952M	—	杂合	范科尼贫血互补 P组	AR	—

母亲

遗传性骨髓衰竭疾病

突变基因	染色体位置	转录本ID	突变位置	核苷酸改变	氨基酸改变	dbSNP	纯合/杂合	相关疾病/表型	遗传方式	PMID
FANCI	chr 15:N980 4072	NM_001 113378	Exon4	c.286C>A	p.E96K	rs149243 307	纯合	范科尼贫血互补 I组	AR	—

父亲

突变基因	染色体位置	转录本ID	突变位置	核苷酸改变	氨基酸改变	dbSNP	纯合/杂合	相关疾病/表型	遗传方式	PMID
SLX4	chr 16:3640 784	NM_032 444	Exon12	c.2854_2855 delinsAT	p.A952M	—	杂合	范科尼贫血互补 P组	AR	—

图 6.4

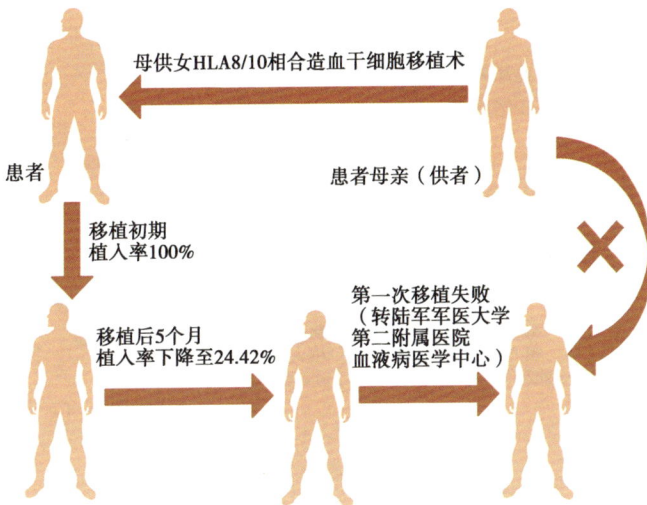

母供女HLA8/10相合造血干细胞移植术

患者　　　　　　　　　患者母亲(供者)

移植初期
植入率100%

移植后5个月
植入率下降至24.42%

第一次移植失败
(转陆军军医大学
第二附属医院
血液病医学中心)

图 6.5

陆军军医大学第二附属医院血液病医学中心在中华骨髓库搜寻到HLA全相合健康供者，便启动第二次异基因造血干细胞移植，移植预处理方案选用清髓作用强的白消安+环磷酰胺方案，移植后输注脐带间充质干细胞促进干细胞植入，移植后密切观察患者植入指标的变化。随访至今，造血重建稳定。

该患者不仅涉及造血干细胞移植供者选择的问题，还涉及移植难题——二次移植。二次异基因造血干细胞移植风险较第一次造血干细胞移植明显增加，感染、重要脏器损伤、移植失败、移植物抗宿主病等并发症的发生率显著增加，预处理方案、移植物抗宿主病预防、感染并发症预防及促进造血重建等问题，都需要根据患者情况进行个体化设计和实施。

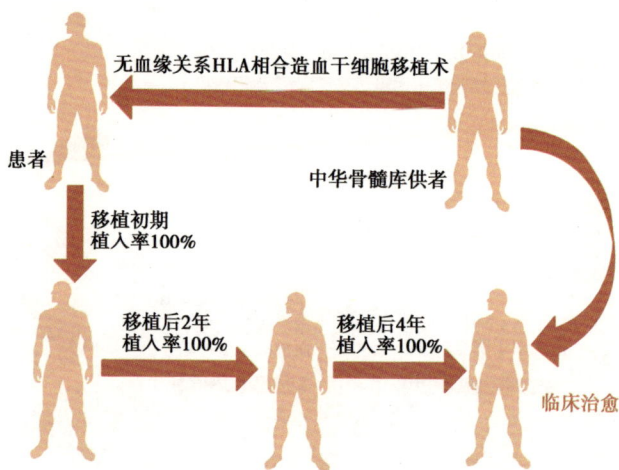

图 6.6

　　该患者在查明首次植入失败原因的前提下，选择了合适供者、制订了合理的移植方案，最终实现了二次移植的成功。患者移植后4年，已回归正常生活，开启了新的人生。该患者是不幸的，但最后结局是美好的。但愿每位遭遇不幸的患者，眼内有光，心中有爱，目光所及皆是美好。

6.2 重型 β 地中海贫血可治愈，个体化方案是关键
——病毒破坏移植术，锦囊妙治地贫愈

今天分享的案例是1例重型地中海贫血的婴幼儿（3岁），首次移植失败后在病魔和心理的重压之下，家属不放弃治疗，辗转来陆军军医大学第二附属医院血液病医学中心求诊。在陆军军医大学第二附属医院血液病医学中心移植团队充分准备和积极努力下成功进行了第二次骨髓造血干细胞移植，最后疾病得以治愈。

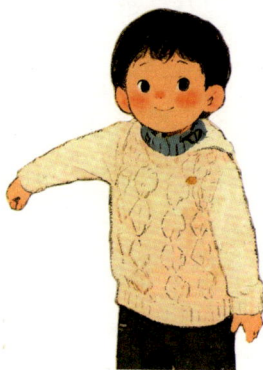

图 6.7

转自患儿母亲的自述：

"小春春"的诞生是我们这个小家庭最开心幸福的事情。在全家还没来得及完成美好未来规划时，孩子在出生后3个月被重庆一家三甲医院诊断为重型 β 地中海贫血。这是一种遗传性疾病，需要输血维持，并会伴随很多并发症，孩子可能早早夭折。唯一治愈的希望只有进行异基因造血干细胞移

植。这个消息给我们带来了"地震海啸",但我们从悲伤中爬了起来,积极配合医生的治疗,2019年12月23日在这家医院进行了第一次中华骨髓库HLA全相合无关供者造血干细胞移植。起初一切都很顺利,可惜出仓后孩子感染了巨细胞病毒,同时第一次复查的供者植入比例也并不理想,只有68%(与参考指标95%相差太多),随时可能面临移植失败的风险。但是事实就是越怕啥来啥,2020年3月22日供者植入情况无法检出,临床诊断移植失败。我们面临两种选择,一是继续换供者做二次移植。由于第一次移植失败,二次移植也可能面临移植失败的风险。二是放弃治疗。我们咨询了多家医院,它们都对第二次移植成功没有十足的把握,希望对于我们来说越来越渺茫。

在其他病友的推荐下,我们来到了陆军军医大学第二附属医院血液病医学中心,见到了改变孩子命运的孔佩艳教授。认真看完孩子厚厚的一沓病历资料,孔教授告诉我们,孩子继续治疗虽然有难度但是还有希望。第一次移植时的有些问题是可控的,也可以在总结第一次经验后提高第二次移植的成功率。孔教授给我们打气,为了孩子的健康,我们鼓起勇气应对第二次移植的挑战。陆军军医大学第二附属医院血液病医学中心的专家组在对孩子的病情进行了专业性的讨论后,制订了个体化的治疗方案,经过一系列有针对性的个体化规划,成功将孩子体内病毒的拷贝数降到了最低,看准时机无缝连接,进行了中华骨髓库无关供者全相合二次造血干细胞移植,经过陆军军医大学第二附属医院血液病医学中心医护人员的一致努力和精心救治,生命的种子第二次在"小春春"体内生根发芽开花,供者细胞持续100%植入,孩子的血红蛋白恢复到正常。现在孩子第二次移植后已1年,各项指标正常。我们全家再次感受到了犹如新生一般的幸福感。

专家点评:

地中海贫血是一类因珠蛋白基因突变或缺陷导致珠蛋白链合成缺失或合成不足的一种遗传性贫血疾病,在目前基因治疗仍未完全进入临床应用的时代,异基因造血干细胞移植仍然是治疗重型地中海贫血的唯一手段。

我们总结该患儿第一次移植失败的原因可能与巨细胞病毒的早期感染、预处理方案清髓作用不够强、干细胞数量偏少等因素有关。而第二次移植治疗难度增大,原因首先在于该患儿经历了第一次移植的预处理化疗,免疫力持续低下,反复多种病毒感染,而病毒感染可能与植入失败相关。另外,已有的研究表明,第二次移植过程中出血、脏器功能损伤、移植物抗宿主病等并发症的出现概率也较第一次显著增加。

对于该例患儿,由于长期病毒感染、铁过载,我们在积极寻找第2位合适供者的同时,在整个移植过程中采取了以下措施:

①制订了针对该患儿的抗病毒、去铁治疗方案,移植前将病毒拷贝数及血清铁蛋白降至较低水平。

②在移植过程中选择清髓作用更强的预处理方案。

③输注了数量更多的供者造血干细胞。

④采用陆军军医大学第二附属医院血液病医学中心特色的脐带来源间充质细胞促进干细胞植入、造血重建及预防

移植物抗宿主病。

⑤在病毒及其他病原体感染的防治方面进行了更为积极的预防和抢先治疗等。最终该患儿造血功能顺利重建，没有严重移植物抗宿主病发生。

在整个移植过程中，患儿虽然先后出现了巨细胞病毒感染、持续发热、癫痫发作、肝功损害等严重并发症，但在中心医护人员的精心救治、多学科会诊协作攻关和家属的积极配合下，最终取得了第二次造血干细胞移植的胜利，给这个家庭带来了新的曙光。

地中海贫血的概念于1925年被首次提出，最早发现于地中海地区的人群，所以被称为地中海贫血。数据显示全世界约有3.5亿地贫基因携带者，其中地中海沿岸国家、东南亚、我国长江以南地区为高发地区，以广西、广东、海南最严重。中、重型地中海贫血患儿的出生是世界公认的公共卫生问题。

首先我们需要正确认识这种疾病，地中海贫血只会遗传不会传染，开展婚前、孕前、产前地中海贫血筛查、诊断和干预，防止重型地中海贫血患儿出生，是目前控制地中海贫血最有效的措施。

其次，对于已经发现的重型地中海贫血患儿，最有效的治疗措施是异基因造血干细胞移植，治愈率可高达97%。但也有学者报告10%~20%的重型地中海贫血患者在移植后会发生植入失败，且第一次移植后60 d内发生移植失败的患者在第二次移植时更易发生移植失败。目前认为影响二次移植成功的关键在于预处理方案、干细胞数量、干细胞来源、疾病本身的状态等。

接受二次移植的重型地中海贫血患者，由于长期输血导致严重的铁过载，以及由于第一次移植预处理化疗的毒性作用，患儿的心、肝、肾等重要脏器代偿能力较差，在第二次移植过程中可能会更易出现功能异常，且免疫功能低下也更明显，更易发生各种感染。所以在做第二次移植准备时，我们需要更加细致地掌控各个环节，并利用多学科协作的优势共同抗击并发症，以此来提高二次移植的成功率。

该地中海贫血患儿是陆军军医大学第二附属医院血液病医学中心进行第二次移植的其中1例，该医学中心具有丰富的临床经验和实践，对于二次移植有以下建议：

①地中海贫血患儿家属最关注的二次移植时机问题，有研究证实两次移植间隔小于1年，会显著增加移植预处理方案的不良反应发生，并且会降低患者的无事件生存率，所以对于需要进行第二次移植的地中海贫血患儿，陆军军医大学第二附属医院血液病医学中心建议应间隔1年后进行第2次造血干细胞移植比较妥当。

②在干细胞数量上，陆军军医大学第二附属医院血液病医学中心推荐二次移植的CD34$^+$细胞为$(8\sim12)\times10^6$/kg。

③由于二次移植会带来更多的移植并发症，特别是移植物抗宿主病。有研究发现二次移植移植物抗宿主病发生率显著高于第一次移植。脐带间充质干细胞具有独特的免疫调节特性，可参与调节造血细胞的生长。陆军军医大学第二附属医院血液病医学中心的研究已证实，脐带间充质干细胞输注可有效降低移植物抗宿主病的发生概率，并促进干细胞更好

地植入。因此我们推荐在进行二次移植的过程中，进行脐带间充质干细胞输注以有效降低并发症，改善生存。

④移植后100 d内是移植物抗宿主病的高发时段，家长需要密切观察患儿皮肤有无红色皮疹，有无大便异常改变，并定期监测肝功能有无异常。如有上述问题，需要在第一时间带至移植门诊就诊，判断是否发生急性移植物抗宿主病。

⑤二次移植后感染风险增加，出院后仍然需要清洁健康的饮食，限制外出，居住环境需定期消毒通风，并注意纠正长时间使用电子产品及偏食等不良习惯等，这些均有利于降低感染风险，促进免疫功能恢复。

每年的5月8日是世界地贫日。地中海贫血难治可防，目前我国采取婚前孕前预防、产前预防和地贫患儿早诊早治的三级预防策略，最终希望能减少重型地贫患儿出生，减轻家庭和社会的压力。

6.3 HLA 抗体强阳移植有希望，先除抗体是关键
——亲缘抗体强阳难治愈，先抑后扬人生再启程

今天分享的病例是一位病史长达10余年，移植前供者在选择困难及移植过程中出现严重并发症，历经劫难，最终获得移植成功、治愈疾病的患者的故事。

患者自述：

2011年，那年我39岁，是一名农民工，在油漆工厂上班，虽然收入不高，但有一个幸福美满的家庭。17岁的儿子正在上高中，听话懂事，夫妻关系和睦，本以为甜蜜美好的日子会一直持续下去，但命运总是会和你开玩笑。

2011年初，我渐渐发现自己每天越来越疲劳，干活没力气，尤其是活动后明显气喘，于是到医院查血，医生告诉我血常规有问题，让我注意营养，间断查血，就这样过了4年，血常规提示多项血细胞减少，当地医生说病情加重，建议我继续检查。2015年9月我就诊于四川大学华西医院，完善了相关检查，医生给我开了复方皂矾丸及利可君片升细胞，泼尼松片12片/d治疗，吃了6个月药物后复查血象，和之前数据对比无明显变化。2016年3月，我在吃药过程中突然出现恶心、呕吐现象，呕出鲜红色血液，家人立即送我至当地医院，医生诊断我为急性上消化道出血，考虑由激素引起，停用泼尼松片。有了这次经历，我感觉自己的身体已不能耐受西医的治疗。于是我和家人商量看中医，使用中药治疗，中药治疗起初对我有一定的疗效，我的血色素可以维持在90 g/L左右，平时身体也没有不舒服。本以为可以这样一直幸运下去，但后来血象又出现

了进行性下降。为了弄清原因，2018年9月20日，我到上海复旦大学附属华山医院就诊，被诊断骨髓增生异常综合征，给予促红细胞生成素治疗。开始效果挺好。但是后续贫血加重，于是我开启了长达2年的输血，平均1~2个月输注1次。在这期间，我和家人的心情总是阴雨绵绵，乌云压境，丝毫看不到阳光。或许是老天对我怜惜，我的命运转折点出现在我输血的那家医院，我遇见了一位病友，她患上了急性白血病，在陆军军医大学第二附属医院成功进行了造血干细胞移植，现回当地医院输注人血白蛋白，同病相怜的人总是格外投缘。在她的建议下，我怀着新的希望来到了陆军军医大学第二附属医院。2021年4月13日我挂了陆军军医大学第二附属医院血液病医学中心张曦主任的门诊号，完善相关检查，仍然诊断为骨髓增生异常综合征，加用了环孢素治疗。张曦主任告诉我想要彻底治愈此病，脱离输血依赖，需行造血干细胞移植术。什么，可以治愈此病？对于生病10余年的我，长期被病魔折磨，医生此话语一出，我内心激动万分，虽然此时我的经济已很困难，但我和家人商量后仍决定做移植。我儿子常对我说："妈妈，生命只有一次机会，但是钱没了还可以再赚，我一定要治好你的病。"于是在家人的鼓励下，我来到了移植科高蕾主任这里，开启了我的移植之旅。

首先我需要进行HLA配型，选择合适的供者，我分别和我的姐姐、妹妹、儿子进行了HLA配型，结果均为5/10相合，中华骨髓库无全相合供者，仅可选择亲缘半相合供者。接下来，高主任告诉我需要完善HLA抗体检测，根据结果选择最优供者，而HLA抗体结果给我泼了一盆冷水。我的体内含有针对我亲人的HLAⅠ类抗体、HLAⅡ类抗体，并且儿子HLAⅠ类抗体是强阳性，妹妹和姐姐HLAⅡ类抗体为中阳，高蕾主任给我解释说供者特异性抗体发生高危因素：女性、输血史、怀孕史，以上高危因素我都有。根据供者选择原则，高蕾主任建议选择我儿子作为健康供者，那下一步就是对供者特异性抗体的清除了。俗话说箭在弦上不得不发。我于2021年8月进行了第一次HLA抗体清除措施，包括血浆置换、大剂量免疫球蛋白、利妥昔单抗，复查HLA抗体HLAⅠ类抗体降为中阳，但是Ⅱ类抗体从弱阳转为中阳。高主任告诉我这种情况移植仍不乐观，移植失败风险大。建议继续行第二次HLA抗体清除。2021年9月，我进行了第二次DSA抗体清除，在既往清除方案基础上增加了4次硼替佐米治疗，皇天不负有心人，复查HLA抗体，针对儿子的HLAⅠ类抗体转为弱阳，HLAⅡ类抗体转阴。高主任告诉我可以进行造血干细胞移植了，我忐忑的心也终于放下了。2021年9月29日，我开始行子供母HLA半相合造血干细胞移植术，10月8日、10月9日成功回输儿子外周血及骨髓造血干细胞，10月21日造血成功重建，11月3日复查血常规：白细胞2.10×10^9/L，中性粒细胞绝对值1.01×10^9/L，血红蛋白94 g/L，血小板141×10^9/L；复查骨穿示：增生性骨髓象，植入率100%。4月13日查血常规：白细胞 2.07×10^9/L，中性粒细胞绝对值1.03×10^9/L，血红蛋白108 g/L，血小板84×10^9/L。现在我已移植结束7个月余，门诊随访中。我已彻底摆脱了输血依赖，天空乌云尽散，阳光洒满我心，我10余年的病痛折磨结束了，感谢我的家人，我的医生，我的病友，感谢我遇见的一切有缘人，是你们的帮助挽救了我的生命，让我重新拥有了美

好生活。面朝大海，春暖花开! 我希望我的坎坷经历可以给同
病相怜的你带来希望，带来光芒，坚信自己可以战胜自己，永
不倒下。

专家点评:

HLA抗原分为Ⅰ类和Ⅱ类抗原分子。HLAⅠ类分子:
HLA-A、HLA-B、HLA-C; HLA-Ⅱ类抗原分子: HLA-DQ、HLA-
DR、HLA-DP。供者特异性抗体是指患者体内存在的抗供者抗
原的特异性抗体。HLA位点不全合是产生供者特异性抗体的
重要原因。有研究显示性别为女、输血>6个治疗量、妊娠≥1
次、疾病诊断急性淋巴细胞白血病是单独HLAⅠ类抗体阳性的
危险因素; 输血>6个治疗量、妊娠≥2次、疾病诊断骨髓增生异
常综合征是单独HLAⅡ类抗体阳性的危险因素; 性别为女、输
血>6个治疗量、妊娠≥1次，疾病诊断骨髓增生异常综合征是
HLAⅠ类抗体与HLAⅡ类抗体同时阳性者的高危因素。

供者特异性抗体与植入失败: HLA抗体是决定供者造血
干细胞植入成功的重要因素，可能引起植入失败或移植物功
能不良，影响移植效果。供受者之间HLA不合的异基因造血
干细胞移植候选患者体内HLA抗体阳性率约为40%，供者特
异性抗体阳性率为10%~21%。有研究显示: 有供者特异性抗
体的患者发生植入失败率为32%，没有供者特异性抗体的患
者仅有4%的原发性植入失败，供者特异性抗体>5 000 MFI更
容易出现植入失败。供者特异性抗体≥2 000 MFI较供者特
异性抗体<2 000 MFI更容易发生原发性植入失败。

HLA抗体高危因素:

①Ⅰ类或Ⅱ类抗体阳性的危险因素包括女性、输血史、怀孕

史；与其他患者相比，急性淋巴细胞白血病（ALL）患者Ⅰ类或Ⅱ类抗体阳性比例显著降低，骨髓增生异常综合征（MDS）患者显著增高。

②Ⅰ类和Ⅱ类抗体同时阳性的危险因素包括女性、输血史、怀孕史；与其他患者相比，MDS患者Ⅰ类抗体和Ⅱ类抗体阳性比例显著增高。对于供者特异性抗体阳性的HLA不合异基因造血干细胞移植候选患者来说，应更换供者特异性抗体阴性的供者。如无其他供者可以替换，则需对供者特异性抗体阳性候选患者进行处理。

目前常用的方法为：

①使用血浆置换或免疫吸附方法去除供者特异性抗体。

②采用针对B细胞表面CD20抗原的单克隆抗体以及针对产生抗体浆细胞的蛋白酶体抑制剂杀伤B细胞和浆细胞，阻止或抑制抗体产生，如硼替佐米、卡非佐米等。

③应用人血免疫球蛋白或供者抗原（经过辐照的供者血小板或白细胞采集物）中和抗体。

④抑制补体反应，如抗补体C5a的单抗依库珠等。欧洲血液和骨髓移植学会（European Society for Blood and Marrow Transplantation, EBMT）推荐血浆置换的血浆量为患者总体血浆量的1~1.5倍，可以应用硼替佐米1.3 mg/m^2，4~6次替代或联合利妥昔单抗。

目前所有进行半相合造血干细胞移植术的患者均需进行供者特异性抗体检测，对于供者特异性抗体>1000 MFI 尤其是>5000 MFI或者C1p阳性又没有其他更合适的供者的情况，可在进行脱敏治疗后选择其为供者。脱敏治疗的方案目前无统一，可根据每家医院自身成功的经验进行。该患者亲缘供者均有供者特异性抗体，无其他替代供者，唯有对亲缘供者供者特异性抗体进行处理，可采用清除浆细胞及B淋巴细胞，中和抗体等措施使供者特异性抗体降至弱阳性，成功桥接子供母半相合造血干细胞移植，造血重建后复查供者特异性抗体转为0 MFI。所以有相同情况的患者不要放弃自己，清除抗体至弱阳性后仍然可以选择此供者。幸运会光顾每一个积极向上的人，眼里有光，心中有爱，所见之处都是美好！

6.4　重型 β 地中海贫血难寻供者，半相合移植解决治疗难题——3 岁孩子面临"现实的残酷"，力挽狂澜打造未来希望

今天分享的案例，是1对有地中海贫血基因的夫妇在生下患重型地中海贫血的孩子后，面临骨髓库无供者的窘境，不愿放弃，多方求医未果，最后在病友的介绍下来陆军军医大学第二附属医院血液病医学中心移植团队寻找解决方案，最后战胜病魔的故事。

转自患儿母亲的自述：

2019年春天我生下女儿"一一"，孩子活泼可爱，招人喜欢。但是没想到在孩子刚满1岁时，厄运却降临到我们这个美好的家庭。因为"发热"，我们将她送往当地一家三甲医院，医院查出孩子贫血（医生告诉我们，孩子的血红蛋白只有正常人的一半），又进一步检查后诊断"一一"得了重型 β 地中海贫血。医生告诉我们这个病是遗传疾病，因为我和孩子的父亲都携带地中海贫血基因，孩子才患上重型地中海贫血，只有做造血干细胞移植术才能彻底根治。因为我们都携带致病基因，如作为供者，移植失败的可能性非常大，同时也会增加其他移植风险，医生建议供体最好用中华骨髓库无血缘关系的供者。于是我们辗转来到重庆一家三甲医院寻找中华骨髓库供者，但中华骨髓库初筛没有找到合适的供者。在等待供者期间，孩子只能靠输血维持生命，长期的病痛折磨让孩子的生长发育水平低于同龄儿，免疫力功能也极其低下，我们全家

也遭受着经济和心理上的双重打击。整整3年，中华骨髓库无数次更新，都没有找到合适的供者。面对现实的残酷，我们已经无路可走。也许是老天可怜我们，一位地中海贫血患儿的家属带给了我们希望，他说他的孩子就是陆军军医大学第二附属医院孔佩艳教授治好的。建议我们去碰碰运气。

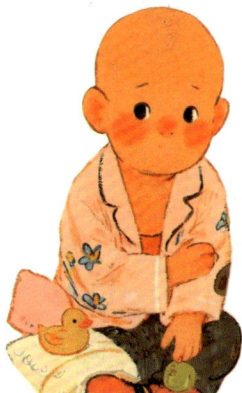

图 6.8

2021年4月16日，我们来到了陆军军医大学第二附属医院血液中心，找到了孔教授。孔教授很仔细地翻阅了我们递过去的病历资料，耐心给我们分析孩子HLA信息：在骨髓库也未能找到合适供者，孩子父亲为 α 地贫SEA和 β 地贫CD17的双重杂合子携带；母亲为 β 地贫CD17杂合携带，在无骨髓库供者的前提下，可考虑亲缘间半相合移植。母亲可作为单倍体相合造血干细胞移植供者。虽然移植难度大，但仍可以启动移植相关工作。孔教授的话给我们重燃了希望，也坚定了我们积极配合治疗的决心。2022年1月26日 "——"在陆军军医大学第二附属医院层流病房接受了母供女 HLA 7/12 相合造血干细胞移植术。移植18 d造血重建, 成功出仓, STR检测提示100%母亲干细胞植入, 35 d康复出院。现在孩子长期随访孔教授门诊, 各项指标恢复良好, 我们这个家终于有盼头啦。

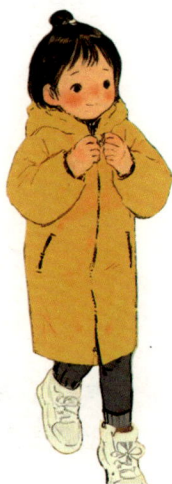

图 6.9

专家点评:

异基因造血干细胞移植术是治疗地中海贫血的有效手段, 随着HLA单倍体造血干细胞移植技术的进步, 其在地中海贫血中的治疗应用更为广泛。目前, 地中海贫血是一组基因病, 其特征是一条或多条正常珠蛋白链合成减少或缺失。根据合成受损的链, 地中海贫血被称为α、β、γ、δ、δβ或εγδβ地中海贫血。临床上α、β地中海贫血最常见。目前我国有地贫基因携带者3 000万, 重型地贫患者约1.5万。

　　该患者是陆军军医大学第二附属医院血液病医学中心收治的多例重型地中海贫血病例的其中一例。该病例系输血依赖的重型地贫患儿,该病主要的治疗方法包括传统治疗(输血、祛铁治疗、造血干细胞移植、脾切除),以及目前正在研究中的基因治疗及新型药物治疗(如红细胞成熟剂等)。因国内基因治疗和新型药物治疗尚未进入临床应用,故目前绝大多数患儿仍选择输血和祛铁治疗。但随着年龄的增长,长期输血及不规律去铁的弊端逐渐显现,严重的铁过载可导致患儿生长滞后、发育异常、内分泌紊乱,心肝肾等重要脏器功能差等,而且因长期输血家庭经济负担重,可导致因病致贫,最终造成患儿生活质量差、身体素质差及一系列心理问题。

　　该例患者父亲为α地贫SEA和β地贫CD17的双重杂合子携带;母亲为β地贫CD17杂合携带,其父母均为地贫基因携带者。中华骨髓库寻找3年均无供者。陆军军医大学第二附属医院血液病医学中心根据患者父母携带的地贫基因分析,患儿母亲系β地贫CD17杂合携带,移植预处理方案选用清髓作用强的白消安+环磷酰胺方案,其间出现很多移植难点:第一,患儿长期输血,生长发育差,铁过载,心肝肾等功能较差,免疫力较低下,故入仓前即有肺部感染,经治疗后好转。第二,患儿母亲瘦小,且有多次孕产史,造血干细胞动员差,造血干细胞连续采集3 d才达标,可能增加后期患儿排异风险。第三,回输造血干细胞后造血未重建时,患儿因预处理毒性及血小板低下,曾出现消化道出血,表现为呕血和黑便。第四,造血重建后,患者又出现了巨细胞病毒感染及出血性膀胱炎,尿路刺激征严重。在血液中心医护人员的精心救治、相关科室的密切合作和家属的积极配合下,我们才得以闯过一道道难关,夺得造血干细胞移植治疗的最后胜利。输注脐带间充质干细胞促进干细胞植入,密切观察患者植入指标的变化。随访至今,患者造血重建稳定。

患儿及父母地中海贫血突变基因如下所示。

	α 地中海贫血基因	β 地中海贫血基因	移植后
父亲	——SEA杂合	CD17杂合子	
母亲		CD17杂合子	
患儿	——SEA杂合	CD17杂合子（重型）	CD17杂合子

图 6.10

地中海贫血发病机制如下所示。

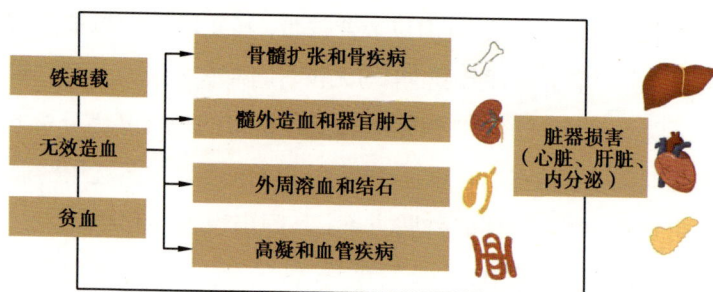

图 6.11

异基因造血干细胞移植是目前临床上唯一可以治愈该病的手段。但总体来看只有1/4～1/3的患儿可能获得亲缘或中华骨髓库全相合供者,因此单倍体造血干细胞移植(俗称半相合供者移植)也日渐成为治疗地贫的重要手段。但单倍体造血干细胞移植技术相对要求较高,移植过程及并发症控制等更为复杂,该例患儿是陆军军医大学第二附属医院血液病医学中心运用半相合造血干细胞移植技术成功救治地贫的又一个典型案例。特别是面临本例供体存在携带地贫基因、孕产史多、造血干细胞质量差等不良因素,增加了移植难度及风险。

陆军军医大学第二附属医院血液病医学中心从2000年开展造血干细胞移植治疗地贫的工作,目前已积累了丰富的移植经验;加之作为全国知名的大型综合三甲医院,使中心具有强大的综合救治能力,并拥有由全院知名专家组成的造血干细胞移植固定多学科会诊团队,因此我们的造血干细胞移植(特别是单倍体造血干细胞移植)水平在全国名列前茅。

关于地贫患儿的造血干细胞移植注意事项,专家还有以下建议:

①地贫患儿最适合进行造血干细胞移植的年龄为2~7岁,年龄大于7岁的儿童因长期输血、严重铁过载所造成的器官功能问题,会造成移植相关风险的明显增加。

②供者可选择HLA全相合(亲缘和非亲缘)和单倍体相合(父母兄弟姐妹等),另外还可选择脐血辅助移植。

③移植前需要遵医嘱规律去铁和高频输血,以保持铁蛋白在相对较低水平、血红蛋白在90 g/L以上,以减少移植并发症的发生。

④地贫患儿相对更容易感染,需积极给予防治,如避免受凉感冒和不洁饮食引起的消化道感染等,特别是在已开始口服预处理药物之后。

⑤地贫儿童普遍存在维生素D缺乏和骨质疏松的问题，移植前应在儿科医生的指导下进行维生素D和钙剂的补充。

⑥注意纠正患儿不良生活习惯，如偏食、抠鼻子、咬指甲、手机依赖等；同时注意胃肠功能调整，养成正确漱口、洗手等卫生习惯。

虽然造血干细胞移植是目前较好的治疗办法，但我们提出的地贫防控新模式，即实现"筛查—诊断—治疗"闭环才是上上策。因此，适当的婚检、怀孕夫妇的产前检查都是必要的。一旦发现夫妇双方均携带地贫基因，其胎儿则有可能需接受地贫产前诊断（比如羊膜穿刺诊断），经诊断胎儿为正常、地贫基因携带或轻型地贫者可继续妊娠，如果胎儿为中重度地贫可考虑选择人工终止妊娠，以避免重型地贫患儿出生。对于已出生且需要治疗的地贫患儿，建议长期规律输血及规范化去铁，加强生长发育健康管理，适时考虑进行造血干细胞移植治疗。

6.5　急性 B 淋巴细胞白血病复发，个体化半相合移植显"神效"——再攀白血病治愈高峰，复发不是终点

今天分享案例的主角是一位扮演父亲、丈夫多重角色，艰难又勇敢的年轻男性，在经历儿子白血病复发困境时表现出强大的逆商，陪伴儿子勇敢战胜了病魔。

患者家属自述：

我在朋友眼中算是老天的宠儿，25岁遇良人结婚立业，一双儿女聪明乖巧。就在我暗暗庆幸这岁月静好的日子时，万万没料到，儿子12岁生日刚过，一次感冒后竟出现高烧不退的症状，送到医院发现血小板只有$16×10^9$/L。医院给儿子做了骨髓穿刺，确诊为急性B淋巴细胞白血病。这无疑是对我这个美满家庭最致命的打击。接下来"化疗—骨髓穿刺—腰椎穿刺—化疗"重复着，我们家每一个人都失去了往日的笑容，每个人都心情沉重。好在孩子化疗效果较好，又找到了中华骨髓库造血干细胞捐献者，2019年9月20日回输了捐献者的干细胞，整个过程非常顺利，我们都以为孩子的病已经好了，久违的笑声再次回到了家里。但是老天爷就是喜欢开玩笑，就在儿子移植后8个月，复查骨穿发现白血病复发。我们全家人的心情再次跌入谷底。陆军军医大学第二附属医院血液病医学中心的孔佩艳教授反复安慰我们，给我们分析了孩子的病情，并制订了后续治疗计划。我再次重新振作精神、勇敢面对疾病的挑战，决定按照专家们的意见给儿子做第二次造血干细胞移植。我跟儿子配型是半相合，我心里暗自给自己还有儿子加油"儿子，这次换爸爸来守护你"。儿子再次化疗缓解

后进行了父供子半相合造血干细胞移植术。

现在儿子已经顺利度过二次移植后21个月，在医生周密的防复发方案下，我们顺利打赢了这场硬仗。所以复发不可怕，可怕的是面对病魔的那份怯懦，希望我的故事可以鼓励那些仍在治疗路上艰难行走的病友们，给你们带去希望。

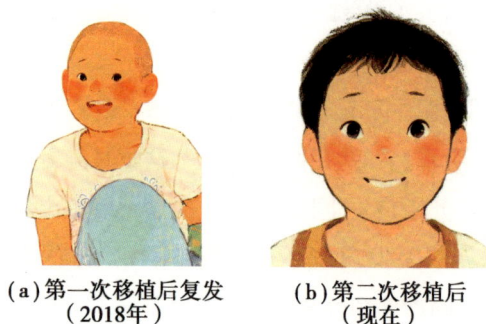

(a) 第一次移植后复发　　　　(b) 第二次移植后
（2018年）　　　　　　　　　（现在）

图 6.12

专家点评：

《中国儿童血液病2020白皮书》报道，我国0～14岁儿童的白血病发病率为34.3/1000 000，急性淋巴细胞白血病在儿童中发病率最高，占儿童白血病的72.6%。随着诊治水平的不断提高，儿童急性淋巴细胞白血病的治愈率也在逐年提升。目前研究分析显示，儿童急性淋巴细胞白血病5年总体生存率可达90%，但白血病复发依然是影响患者长期存活的最重要因素。移植复发后选择接受供者淋巴细胞输注或化疗序贯供者淋巴细胞输注，3年生存率仅为13%。也有采用贝林妥欧单抗治疗64例异基因造血干细胞移植后复发的Ph阴性急性B淋巴细胞白血病患者的研究，45%的患者在接受2个周期治疗后获得完全缓解，1年生存率为36%，3年生存率为18%。CAR-T细胞治疗，可以说是近年来在急性淋巴细胞白血病治疗中最为成功的手段，但对于移植后复发的急性B淋巴细胞白血病患者分别采用CAR-T和供者淋巴细胞输注治疗，微小残留病灶阴性完全缓解率分别为61.5%和13.3%（P=0.020），中位缓解时间分别为8（3~25）个月和4.4（1~25）个月（P=0.026），生存时间分别为9.5（3~25）个月和5.5（1~25）个月（P=0.030）。因此CAR-T治疗虽然可使移植后复发急性B淋巴细胞白血病患者获得高缓解率，但大部分患者难以维持长期疗效。二次异基因造血干细胞移植是根治移植后复发急性白血病的重要手段。来自欧洲血液和骨髓移植学会的长期随访资料显示，120例首次移植后复发急性淋巴细胞白血病患者行二次移植治疗，预期10年生存率为（5±3）%、无复发生存率为（4±2）%、血流阻力指数为（60±5）%、非复发死亡为（36±5），因此单纯采用传统的模式治疗急性B淋巴细胞白血病二次造血干细胞移植的长期生存率也不够理想，复发率依然较高。可以得出，单一的治疗方式，无论是贝林妥欧单抗、CAR-T、还是二次造血干细胞移植治疗急性B淋巴细胞白血病获益度有限。

该患者存在复发后二次移植是否需要更换供者的问题，目前针对这一问题学术上仍存在争议。有研究显示，将恶性血液肿瘤患者根据二次移植供者HLA配型情况分为没有新的单倍型和有新的单倍型两组，发现新的供者优于原有供者，也就是说，更换供者组带给患者更大获益。理论上二次移植更换供者有可能克服首次移植时的HLA抗原组织缺失，有可能NK细胞iKIR受体不匹配,一次移植采用全相合供者,而二次移植采用亲缘单倍型供者可增加HLA不相合的程度,从而最终增加移植物抗白血病效应。因此本文中涉及的病例二次移植时更换了供者(患儿父亲),移植方式选择单倍体清髓移植。

白血病造血干细胞移植后复发及干预措施如下所示。

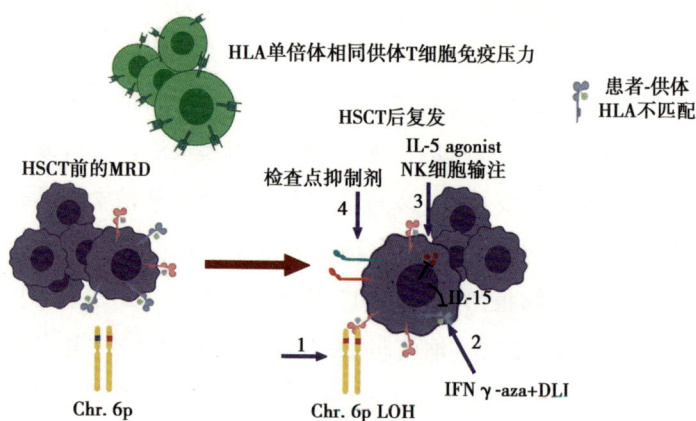

图 6.13

对于该例患者二次移植后的预防复发策略,陆军军医大学第二附属医院血液病医学中心根据多年病例积累的经验首先制订了全面详细的治疗预防个体化方案,首先更换了单倍体造血干细胞供者,预处理方案中加入西达本胺。其次在严密监控患者排异症状的前提下,早期减停免疫抑制剂,并采用西达本胺口服联合白细胞介素-2肌注进行免疫调控治疗。事实证明了该方案的高效性及安全性。

6.6 难治性移植相关血栓性微血管病也可治愈——移植 "杀手"该如何击败？精准诊断联合治疗方是解决之道

难治性移植相关血栓性微血管病病例因发病率低、预后较差，往往让移植医生束手无策。陆军军医大学第二附属医院血液病医学中心结合近期成功救治的一例患者的治疗故事，将中心对该病的治疗经验分享给大家。

患者自述：

2019年那年我20岁，正值青春年少，在象牙塔体验着属于我的大学生活，憧憬着自己美好的未来。6月，我无意间发现自己左侧颈部出现了肿块，并且随着时间的推移，肿块越来越大。于是我到学校附近的医院就诊，医生对我说这个问题可能比较严重，让我去三甲医院进行进一步检查。

父母得知我的情况后，带我来到陆军军医大学第二附属医院求医，接诊我们的是血液病医学中心的高蕾教授。她仔细了解了我的病情后结合临床检查，诊断我为急性淋巴细胞白血病。我怎么也不会想到"血癌"的桥段会发生在我的身上。高蕾教授看到我面露难色，她告诉我虽然急性白血病是一种恶性肿瘤病，但是通过化疗联合造血干细胞移植还是很有希望治愈的。经过高蕾教授的心理疏导，我和家人打消了顾虑和担忧，开始接受治疗。

2019年7月到2020年5月，我经历了6个疗程的化疗，在医护人员和父母的帮助下，我爬过了反复感染、出血、复发这一座座高山，在2020年8月进行了父供子HLA半相合移植术，手术很成功，但是在移植后15 d我的血小板数量迟迟没有上升，医生告诉我通常情况下白细胞、血小板重建的时间在移植后的14~28 d，如果超过这个时间就要考虑干细胞植入失败或者干细胞植入不良。在移植后26 d，我的血小板才刚好达到重建的标准，但是我的血象时好时坏，始终不稳定。

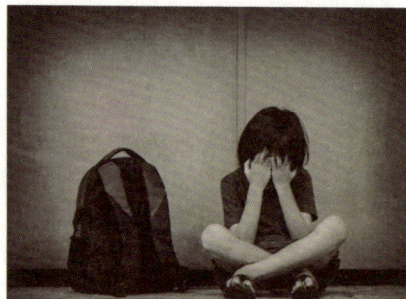

图 6.14

移植后42 d，我的病情突然加重，出现了肾功能损害、贫血、血小板减低伴昏睡，记忆逐渐模糊，已经到分不清现实和梦境的情况。医生告诉我父母，考虑我已出现了移植相关血栓性微血管病。这种并发症的发生率不高，但预后很差，甚至有生命危险，需要给予血浆置换治疗。从移植后的43~78 d，我一共进行了13次血浆置换治疗。在移植后61 d，我的病情仍未见起色，医生告知我父母这种情况考虑难治性移植相关血栓性微血管病，除了继续进行血浆置换治疗，建议加用利妥昔单抗治疗。但是，即使采取了这些方法，我的预后仍然很差，随时可能死亡，医生会尽全力治疗。我的父母虽然知道可能人财两空但是也没有放弃，不放过任何能让我生还的机会。

我终于在移植后的76 d睁开了眼睛，模糊中我看见父母惊喜的神情，对于这段与死神赛跑的经历，我没有多大的印象，但是在梦中依稀感受到父母在床旁的声声召唤，床旁抢救仪器滴滴答答的声音。移植后86 d，我的神志基本恢复正常，肾功能恢复，血小板也升到50×10^9/L以上，血红蛋白上升到100 g/L以上。

现在我移植后快两年了，定期在门诊随访，白血病持续完全缓解，现在的我已经开始憧憬不久的将来，我将重返让我思念已久的校园。我要感谢对我不离不弃的父母，感谢拼尽全力把我从死神手里拉回来的医务工作者。是他们在我最困难的时候陪我渡过了一个个难关，让我再次有机会跟同龄人在人生的道路上肆意奔跑。我希望通过我的故事能够帮助和鼓励病友和他们的家庭，让这种正能量传递下去，齐心战胜病痛。

专家点评：

移植相关血栓性微血管病是造血干细胞移植术后的一个重要并发症，通常发生在移植后20~100 d，也可在移植后早期（移植后4 d）发生，或移植后晚期发生（移植后2年）。移植相关血栓性微血管病主要有四大临床表现，分别为微血管病变性溶血（血红蛋白下降、外周血红细胞碎片>2%~5%、乳酸脱氢酶升高、网织红细胞比例升高、胆红素升高）、血小板减少（血小板聚集导致器官损害以及消耗性血小板降低）、器官功能损害（肾功能损害、神经系统功能损害、消化系统损害、呼吸系统损害）、发热（非感染性发热）。肾功能损害：肌酐升高甚至急性肾功能衰竭，蛋白尿及顽固性高血压（需2种及以上降压药才能控制）早于肌酐水平的升高。神经系统损害：神经系统症状或精神症状可表现为视力障碍、癫痫，可间歇性发作。消化系统损害：腹痛、腹胀、腹泻，甚至消化道出血，需和肠道移植物抗宿主病及感染鉴别，肠镜病理发现毛细血管内纤维素-血小板血栓形成有助于诊断。呼吸系统损害：低氧呼吸功能衰竭、肺动脉高压、胸腔积液等。

血管壁内膜——内皮损伤造成静脉血栓形成如下所示。

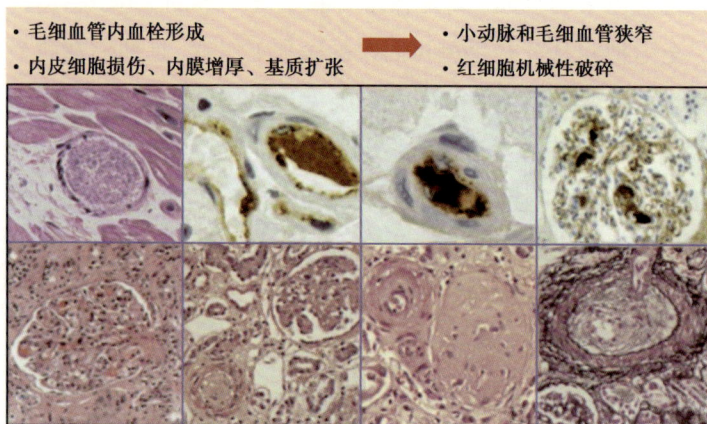

- 毛细血管内血栓形成
- 内皮细胞损伤、内膜增厚、基质扩张
- 小动脉和毛细血管狭窄
- 红细胞机械性破碎

图 6.15

自体造血干细胞移植后移植相关血栓性微血管病发生率低于4%，而在异基因造血干细胞移植后发生率为0%~64%。其发病机制主要是各种原因导致的血管内皮损伤，目前认为内皮损伤源自"双重打击"，第一次打击：预处理期间及移植早期的各种危险因素造成内皮处于高凝状态，包括感染、放化疗、移植物抗宿主病、PICC置管、生长因子等；第二次打击：在第一次打击的基础上再次形成的损伤，以补体系统被激活为主要表现,导致血小板聚集、微血管血栓,最终造成微血管病性溶血、血小板减少、器官损伤,这一阶段的危险因素包括严重感染、急性移植物抗宿主病、抗移植抗宿主病药物、全身放疗等。

移植相关血栓性微血管病发生机制如下所示。

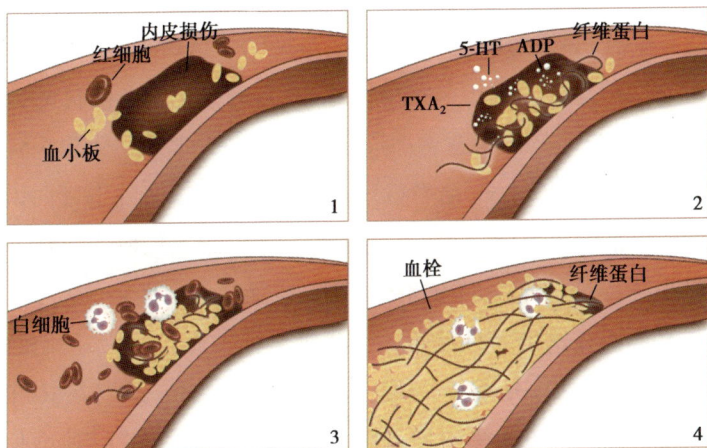

图 6.16

对于该病的治疗,中心积累了大量的临床经验,该病例的特殊性在于患者是一位难治性移植相关血栓性微血管病,该病治疗除了停用钙调抑制剂(如环孢素、他克莫司)及mTOR受体抑制剂(如西罗莫司),积极控制诱因,包括感染、移植物抗宿主病等以外,治疗上首选血浆置换,如血浆置换治疗无效,可加用抗CD20单抗(利妥昔单抗)治疗。

6.7 高龄长病程重型再生障碍性贫血，异基因移植再获新生——移植体系和并发症控制，缺一不可

家属自述：

我们总是在春天播种，秋天收获。今天是妈妈移植后第530 d，生活渐渐走上正轨，刚刚和她通电话，她正在花园里做有氧操，享受这秋高气爽的季节。

翻出过去的病历与账单，令人瞠目的数字构成回忆的棱镜。我从这些碎片中看见那段在陆军军医大学第二附属医院陪护妈妈的经历——洁净病房的消毒水味儿，医院走廊白炽灯光带来的压迫感，妈妈干瘪手臂上狰狞难看的血管形状。那些辛苦、努力与病魔抗争的记忆，也随之汹涌而来。

妈妈在2005年便确诊为再生障碍性贫血，16年来我们辗转北京、重庆多地治疗，但是病情越来越严重。最终在2020年发展为重型再生障碍性贫血。血小板的不可再生导致她长期牙龈出血不止，完全依靠输血红蛋白与血小板维持生命。2020年的平安夜，我约了一群朋友来家里玩，朋友快到小区门口时，妈妈无奈地对我说：妈妈拿钱你们去外面玩吧。说着便吐出一大口已经凝固的黑色血块——那段时间她总是这样，牙龈出血不止，她怕家人担心不敢吐，只敢包在嘴里，直到血液凝固成一大块，不得不吐。我和爸爸急忙把她送到医院，等待血站送来血小板与红细胞。她在病床上仍惦记着我和朋友聚会的事，厉色把我赶出病房，要我去和朋友们过平安夜。我明白她内心的想法，她不想我因为她的病情失去小女孩

的社交资格，她困于这具病痛的肉体太久了，她希望女儿能去追求欢乐和自由。

那天从医院出来后，我在路上号啕大哭，冬天好冷，鼻头冻得通红，年轻的我陷入了巨大的无力和绝望：妈妈可能熬不过这个冬天。但我们终究是幸运的，命运的转折就发生在第2天——我们接到了来自陆军军医大学第二附属医院血液中心的电话，说两位志愿者均配型成功，并都愿意为我妈妈捐献造血干细胞。我们是那么幸运！经陆军军医大学第二附属医院血液中心研讨后，选择了一位甘肃大哥的造血干细胞，他的造血干细胞质量很好，这也是我们成功的起点。

妈妈的年纪大，病龄长，身体素质极差，多种慢性病交错。牙龈出血、龋齿、口腔溃疡，开局就是一场惊心动魄的抗感染斗争。陆军军医大学第二附属医院各个科室医生轮流会诊，每个医生都给出了自己最专业的诊断和建议，这在最初给予了我和爸爸极大的安全感。印象非常深刻的是我们的管床医生姐姐，初见印象就是做事风风火火、漂亮且大方。她走路和风一样快，心思却和针一样细。对待患者她真是倾注了巨大的耐心和注意力，在之后的治疗中，好几次也是她从细微之处发现问题，从而把小隐患消除，及时止损未酿成大祸。每次她都不厌其烦地反复叮嘱我们注意事项，我懂她的良苦用心。如果一位移植患者因为医生的一句叮嘱能够更谨慎地对待自己的病情，那这位患者就会多几分生存的希望。

妈妈在移植仓的日子，是她一个人的勇敢之路。在这里，患者牺牲了隐私，浸泡在孤独与生理疼痛之中。我们结识了许多病友，每一个人似乎都不愿多谈这段往事。每次家属探望时间，我总能看见妈妈认真漱口，一遍一遍重复地做着各类消毒工作。我钦佩她的自律与勇敢，最后这些努力也转换为我们看得见的成绩——入仓时带着诸多原生问题的妈妈，靠着消毒工作的完好落实，将感染风险降到了最低甚至为零。

2021年5月20日，妈妈成功出仓，转到6楼洁净病房继续疗养。因为妈妈身体底子差，整个治病疗程比普通患者更长。在第一次出院后，她分别因巨细胞病毒、铁过载、急性肝衰竭等多次入院。孔主任常形容妈妈的病情像坐跷跷板，这头压下去，那头冒起来，治病关键在于制衡之道。如何循序渐进、有的放矢，将病情逐步稳定地推向好的发展？这极大地考验了医生的细心程度与患者家属的配合度。在这里我也想分享几个小心得：

①陆军军医大学第二附属医院的医生和护士指导我们可以利用好每一个健康可视化数据（肝肾功、病毒、血液指标）精密检测患者身体变化情况。我们的方法是，每一次复查结果用Excel记录备份。即时监测，随时复盘，灵活调整饮食与锻炼安排。最直观的好处便是一旦身体出现状况，能以最快速度排查风险。在移植后的前100 d，我们连妈妈每顿饭吃了什么，包括食材与调料都要进行记录。

②我们辗转多家医院，与无数医生打过交道，最怕医生对我们爱答不理。来到陆军军医大学第二附属医院后我们发现这里的医生和其他医院的医生不一样，"恩威并施"，我们做错了他们一定会严肃地给我们纠正。我们按照医生的指导，听话照做不偷懒，效果也非常明显。医生是患者治愈过程中最值得信任的盟友与导师，完全坦诚的沟通会提高效率，以

全力以赴冲刺治愈疾病这个目标。建议在门诊前，将所有问题与开药情况详细写在一张纸上，文字比口述效率更高。

③不论是患者还是家属都要保持身心健康，不要过分内耗。对于家属来说，照顾患者的辛苦与经济压力都难以承受，但应试着去消化排解。就像我和爸爸最初"结盟"便统一思想：为了妈妈愿意付出一切，包括巨大的经济代价。相信治愈的可能，既然选择移植就要有破釜沉舟的勇气。把对方看作可以信任的战友而不仅仅是父亲或女儿，一切想法都可以商量，一切脆弱都可以袒露，寒冬里我们相互支撑，精力集中供给作为患者的妈妈。

另外对于患者来说，我也想像鼓励我妈妈那样鼓励各位正在读这篇文章的病友：你们非常勇敢非常厉害，你们身处概率之中仍在拼命对抗概率，这正是人类力量的伟大之处。

写了那么多，心中实在感慨万分。过程那么难，我们都一一克服了。要永远相信疾病治愈的可能，永不放过任何一个可以变得更好的机会。我们的幸运和努力在每个阶段都给了我们极大的正反馈。而这一切的开头，其实是孔主任的一个决定——2020年底，妈妈病入膏肓，医院面临这么复杂的病情准备拒收。但是爸爸的坚持让孔主任做出了一个风险很高的决定，就是亲自接手这个患者。孔主任后来告诉我们，病情复杂，专家指南也不建议做手术。但我们的坚决让她决定冒着极高风险接下这个任务。"专家指南的第一层意义是指导，第二层意义是突破。"当她用赞许的口气说出这句话时，我透过眼镜片看见了她眼中深深的欣慰。

过程的辛苦我不必再说，当妈妈的身体一天比一天好，我回想那些辗转医院与窄小出租屋的日子，只觉得一切都值得。在这里我们也结识了很多坚强而有生命力的病友，我们因各自的不幸而相遇相识，又因同样的坚韧和乐观成为朋友。我从这群人的身上收获了巨大的人生力量。他们让我看到个体与命运的博弈，堪堪一具肉体也能挣扎着从谷底重新回到地面。携带着经历过苦厄才有的对生命的珍惜，包含着比常人更加热烈的对于希望和幸福的追求，无数次徘徊于崩溃与退缩的边缘，再无数次踏在重建与复活的路上。

这让我坚信人定胜天。

致敬每一位奋斗在岗位上的医务工作者！

专家点评：

该例患者于30余年前即出现贫血，血红蛋白为30 g/L左右，诊断遗传性口形红细胞增多症，行脾切除后病情一度有所好转。1997年患者生育后贫血再次逐步加重，于2005年确诊慢性再生障碍性贫血，经环孢素、他克莫司、西罗莫司、司坦唑醇+达那唑、艾曲波帕、中药等治疗后，血红蛋白维持于60～80 g/L，血小板（10～30）×10^9/L，测序结果显示患者携带SF3B1、NF1、FANCM、FANCG等多种血液系统疾病相关突变基因。2020年以后，患者输注红细胞及血小板频率均明显上升，并出现白细胞减少现象，反复因出血、感染等于当地住院治疗，并于2021年3月前来我院。患者移植前一度感染ESBL阳性的大肠埃希菌，存在EB病毒感染、抗核抗体谱多项阳性，铁蛋白>5 000 ng/mL。考虑到患者年龄较大、存在可疑免疫异常、病史长、既往感染重、输血多、肝肾功能不全等多项不利因素，经全科讨论后，我们为患者慎重选择了改良的氟达拉滨+白消安+环磷酰胺+抗人胸腺淋巴细胞球蛋白预处理方案，10 d白细胞植入，14 d血小板植入。得益于患者的高度自律和家属的密切配合，移植过程中仅出现短暂感染，并很快便获得控制。移植后虽予以规律祛铁治疗，但患者仍长期处于严重铁过载状态，并分别因病毒感染与移植物抗宿主病两度出现血红蛋白及血小板明显下降，经仔细分析对应各项检验结果与症状体征，两次及时调整治疗方向，很快取得了明显好转。后患者又因药物毒性合并排异出现肾脏损害，再次调整抗排异方案后肾功逐步好转。2022年4月，患者因皮疹自行口服抗过敏药物后出现严重药物性肝损害，幸运的是此时患者排异已基本控制，无其他严重合并症，经停药保肝后再次好转。现患者已移植一年半，血常规正常，一般情况较好，于门诊规律随访。

高龄（年龄大于50岁）、长病程一直是重型再生障碍性贫血移植的重要不利因素。国外研究显示，40岁以下年轻重型再生障碍性贫血患者接受造血干细胞移植5年生存率已达到94%。而在40岁以上，这一数据多徘徊在60%左右。因此，仅推荐40岁以下患者早期移植，对于年龄大于50岁的患者，仅推荐亲缘全相合干细胞移植作为免疫抑制治疗失败后的二线治疗。

虽然在欧洲60岁以上患者未经移植3年总生存率可达到74.7%，但仅不到一半患者能在一线治疗后实现完全或部分缓解。并且，长时间使用免疫抑制剂等治疗并非毫无代价，在192例长期使用环孢素治疗的患者中，9例发生骨髓增生异常综合征或急性髓系白血病，7例出现实体肿瘤，15年中出现包括骨髓增生异常综合征/急性髓系白血病转化、孤立性细胞遗传学异常、实体肿瘤、无菌性骨坏死、慢性肾病或再生障碍性贫血复发等远期事件的累积概率约为50%。即使采用艾曲波帕联合免疫抑制剂治疗,总有效率也仅为68%,2年无事件生存率为46%,疗效仍然难以令人满意。

难道超过50岁的重型再生障碍性贫血患者一旦药物治疗失败,就只能在反复的感染和输血中痛苦地度过余生了么?当然不是!

虽然重型再生障碍性贫血患者的移植效果与年龄密切相关,对于40岁以上重型再生障碍性贫血患者的移植存在明显的"大中心效应",即在大中心接受移植的5年生存率约为65%,而在移植规模较小的其他医学中心接受移植5年生存率降至48%,这一点对于年龄在50~59岁的患者而言尤其明显,5年生存率可由42%提高到66%。

目前我国人均寿命已超过78岁。我国有学者报道,对于由非重型转化的重型再生障碍性贫血患者,单纯免疫抑制剂治疗6个月的总有效率仅为40%左右。接受rATG联合环孢素治疗的20~40岁患者,10年生存率约为83.1%,而这一数字在40岁以上患者中是74.4%。且在药物治疗下,这些患者仍需长期输血,反复经历的感染、出血也极大地损害了患者的生存质量。事实上,造血干细胞移植有效率可达90%及以上,人们所畏惧的,仅仅是随着年龄和病程增加的并发症罢了。

在我国,半相合造血干细胞移植的大量应用及并发症防治技术的快速进步,使得造血干细胞移植风险逐渐降低,40岁以上重型再生障碍性贫血患者移植的3年总生存率已达到

91.2%，无失败生存率为89.7%，半相合造血干细胞移植的3年生存率也达到86.7%。2018年，欧洲学者分析了499例50岁以上接受移植的重型再生障碍性贫血患者，发现在同年龄组中，移植前一般情况良好的患者相比一般情况欠佳的患者3年总生存率明显更高（66% vs. 57%）。因此，我们建议只要患者情况良好，年龄>40岁甚至50岁不应当是造血干细胞移植的禁忌，应尽早进行移植，以降低移植过程中并发症的发生。

我们相信，随着造血干细胞移植体系的完善、并发症防治技术的进步和医护患通力配合，高龄、长病程重型再生障碍性贫血患者也能够通过异基因造血干细胞移植实现治愈，获得生活质量的根本性改善，走出他们精彩的人生。

6.8 急性 B 淋巴细胞白血病移植后复发，免疫细胞治疗终得正果——山重水复疑无路，柳暗花明又一村

今天分享一例两次移植后复发急性B淋巴细胞白血病姑娘的重生记。

患者自述：

那年经历过高考，刚开始大学生活的我突然出现乏力及皮肤和牙龈出血等症状，在校医院查血常规提示血小板下降到正常值的1/5，我急忙就诊于市内某三甲医院，最终被确诊为急性B淋巴细胞白血病。

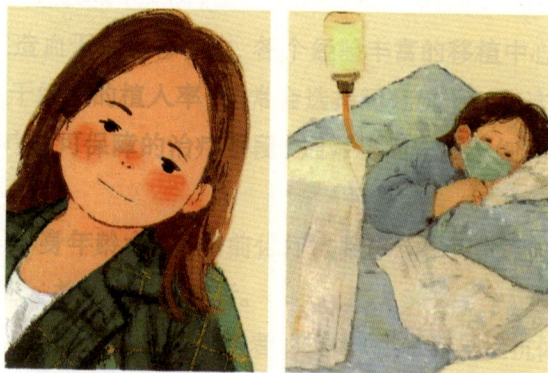

(a)生病之前，青春靓丽　　(b)患病后化疗，饱受折磨

图 6.17

患病对我及我的家人打击不小，我在查阅了各种资料和在医院进行咨询后决定按照医生的建议先做化疗。治疗的情况很乐观，疾病缓解得很好，其间我与哥哥进行了HLA配型，是最好的全相合情况，医生告诉我们，做亲缘间全相合

的造血干细胞移植有可能治愈我的病，移植过程也非常顺利，随访也是一路绿灯，可是快到移植后1年这个坎时，我复发了。那一晚我们全家都没睡，虽然大家互相说着鼓励的话，但是每个人眼里都透露着失望和不甘。

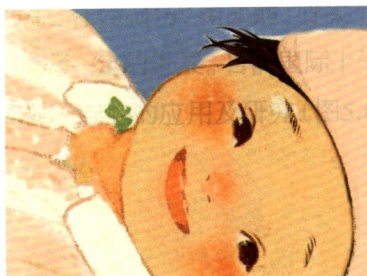

图 6.18

医生告诉我，我的病还有治愈的希望，但需要做二次造血干细胞移植，这次供者换成了我的爸爸，虽然我和我爸爸的HLA配型只有半相合，移植期间排异的风险会高一些，但是可以降低疾病复发的风险。不幸的是，我在做完第二次移植后疾病还是复发了，这让我们全家人彻底陷入了绝望，我再也活不了吗？我还这么年轻！谁能救救我？这段时间这些话不停地在我脑子里盘旋，有病友告诉我复发难治性白血病的治疗，陆军军医大学第二附属医院成功率还蛮高。我们听后半信半疑，抱着试一试的态度来到该院血液中心，造血干细胞移植科高蕾主任在详细了解了我的病情后，根据我的情况，认为我符合该院血液中心正在开展的一项关于供者CAR-T细胞的临床试验入组条件。在研究团队对该临床试验进行详细介绍后，我决定参加这项临床试验。在完成试验入组的一些筛查检查后，我顺利进入了临床试验。因为CAR-T细胞的制备需要一定的时间，医生首先安排我爸爸进行外周血淋巴细胞的采集，用于提取T细胞制备CAR-T细胞，同时在CAR-T细胞制备期间给我用了一些化疗药物，以控制疾病的进展，为CAR-T细胞治疗争取时间。在化疗开始后大约1个月，CAR-T细胞制备完成并通过质检，顺利进入CAR-T细胞治疗阶段。医生首先给我进行了CAR-T细胞治疗前的预处理，目的是使用一些化疗药物减少体内肿瘤细胞的数量，这样CAR-T细胞输注后出现严重并发症的概率要小些，同时预处理也能创造一个适合CAR-T细胞发挥抗肿瘤作用的体内环境。经过专业规范的前期处理后，我成功地输注了来源于我父亲的CAR-T细胞，在CAR-T细胞输注后的第3天，我经历细胞因子释放综合征反应，它由于CAR-T细胞在识别肿瘤细胞后，会

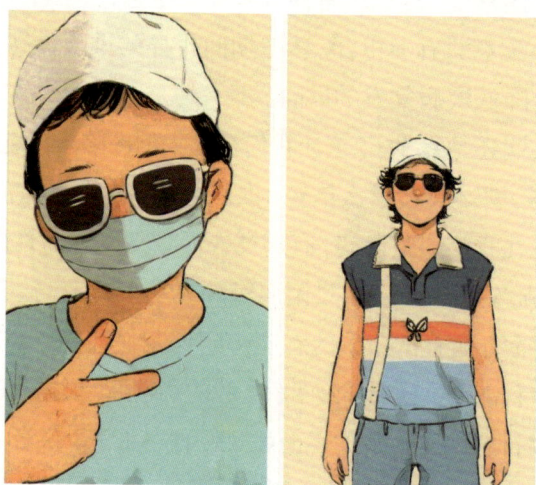

(a) 做完CAR-T，准备出院　　　(b) 目前状态良好

图 6.19

释放一些细胞因子促进自身数量扩增、准备杀伤肿瘤的武器，高热是血液中高浓度细胞因子引起的副反应，能间接反映CAR-T细胞在体内开始发挥作用了。治疗1个月后，复查骨髓象结果显示我的疾病已经完全缓解啦！目前我已经随访1年，疾病仍处于持续完全缓解的状态。

专家点评:

该例患者诊断为急性B淋巴细胞白血病，在常规化疗缓解后接受了第一次造血干细胞移植，供者为亲缘间全相合供者，但移植后出现了疾病复发。对于移植后复发的急性淋巴细胞白血病，目前包括二次造血干细胞移植在内的常规治疗手段效果均不理想。欧洲的一项统计显示，患者2年的生存率仅为8%。本例患者在初次移植复发后接受了比全相合供者具有更强抗白血病效应的单倍体供者造血干细胞移植，但移植后疾病很快再次复发。患者经历了两次移植预处理，对组织器官造成了重大打击，体质虚弱，对治疗的耐受性差，即使低剂量的化疗也可能导致造血恢复缓慢，免疫恢复的延迟则更是明显，这增加了治疗过程中和治疗后的感染风险。因此，患者在CAR-T细胞治疗后出现了下述并发症。

①血小板重建不良，在治疗后半年多的时间里，血小板均处于较低的水平，起初患者本人对此感到非常焦虑，在我们的悉心解释下，患者对此有了正确的认识，并做好了长期治疗的准备，坚持按照医生的医嘱接受升血小板药物治疗，实现了血小板数量的稳步提高，在长达1年的治疗后，血小板数量恢复到了正常水平，并且在停药后仍能保持。

②卡氏肺孢子虫肺炎，两次移植和CAR-T细胞治疗导致

患者免疫功能严重受损，患者自身不能针对感染的病原体产生有效的细胞免疫和体液免疫。在针对性地给予抗肺孢子虫药物、输注丙球治疗后，患者症状逐渐好转，肺部病灶完全消失，未再出现肺部感染。这充分说明，虽然选择CAR-T细胞治疗是获得成功的关键，但治疗之后各种慢性并发症的诊治也非常重要。树立长期作战的心态，保持乐观的态度，积极配合医生的治疗，对获得最后的胜利非常重要。

　　CAR-T细胞是一种通过对体内重要的一类免疫细胞——T细胞进行基因编辑，使其能特异性识别肿瘤细胞表面携带的某些标志并发挥强大肿瘤杀伤效应的一种免疫细胞，是网络平台和媒体宣传的能实现"癌细胞一针清零"的明星产品。陆军军医大学第二附属医院血液病医学中心是国内较早开展CAR-T细胞治疗的中心之一，并在国内率先开展了供者CAR-T细胞治疗。由于造血干细胞移植后、免疫功能差和前期接受化疗等多方面的因素，患者来源的T细胞往往状态较差，用其制备的CAR-T细胞可能存在肿瘤杀伤效应减弱、细胞存活时间缩短等问题。利用健康供者来源的T细胞制备CAR-T细胞可避免这些缺点，但由于供者来源的T细胞对患者机体来说是"异物"，进入体内后会被患者的免疫系统识别并清除，也会导致其在患者体内存在的时间缩短，影响肿瘤杀伤的持续性。对于已经接受异基因造血干细胞移植的患者来说，由于自身来源的免疫细胞已经在移植预处理后被清除，并在随后被移植供者的免疫细胞所替代，输注供者来源的T细胞制备的CAR-T细胞有可能能够在患者体内长期存在，发挥持续的杀伤肿瘤细胞的作用，有效地避免疾病复发。在陆军军医大学第二附属医院血液病医学中心开展的供者CAR-T细胞治疗移植后复发急性B淋巴细胞白血病的临床研究中，Ⅰ期临床试验入组的6例患者在输注供者CAR-T细胞后白血病全部缓解，均没有出现CAR-T细胞引起的严重毒副作用，显示出供者CAR-T细胞强大的抗肿瘤效果和良好的安全性。目前，Ⅱ期临床试验正在招募符合条件的志愿者，希望供者CAR-T细胞治疗能为更多异基因移植后复发的急性B淋巴细胞白血病患者带来福音。